"十三五"职业教育国家规划教材

食品营养与卫生

（第二版）

余桂恩　主编

高等教育出版社·北京

内容简介

　　本书是"十三五"职业教育国家规划教材，依据教育部《中等职业学校高星级饭店运营与管理专业教学标准》，并参照人力资源和社会保障部推出的《营养配餐员国家职业标准》《公共营养师国家职业标准》，在第一版教材的基础上修订而成。

　　本书主要内容为食品营养与安全概述以及四个教学项目。教学项目包括：人体必需的营养素、各类食物的营养价值、合理营养与平衡膳食、食品安全管理。每个项目包含若干教学任务，全书共计17个教学任务。

　　本书为中等职业学校高星级饭店运营与管理专业、烹饪专业教材，也可作为国家职业资格证书"营养配餐员""营养点菜师"考试的参考用书，也是广大烹饪爱好者的学习用书。

　　本书配有学习卡资源，请登录Abook网站获取相关资源。详细说明见本书"郑重声明"页。

图书在版编目（ＣＩＰ）数据

　　食品营养与卫生 / 余桂恩主编. -- 2版. -- 北京：高等教育出版社, 2022.2

　　ISBN 978-7-04-057823-2

　　Ⅰ.①食… Ⅱ.①余… Ⅲ.①食品营养-中等专业学校-教材②食品卫生-中等专业学校-教材 Ⅳ.①R15

　　中国版本图书馆CIP数据核字(2022)第013572号

Shipin Yingyang yu Weisheng

策划编辑	曾　娅	责任编辑	刘惠军	封面设计	张　志	版式设计	徐艳妮
责任校对	窦丽娜	责任印制	赵　振				

出版发行	高等教育出版社	网　　址	http://www.hep.edu.cn
社　　址	北京市西城区德外大街 4 号		http://www.hep.com.cn
邮政编码	100120	网上订购	http://www.hepmall.com.cn
印　　刷	高教社（天津）印务有限公司		http://www.hepmall.com
开　　本	889mm×1194mm　1/16		http://www.hepmall.cn
印　　张	9.5	版　　次	2015 年 9 月第 1 版
字　　数	150 千字		2022 年 2 月第 2 版
购书热线	010-58581118	印　　次	2022 年 2 月第 1 次印刷
咨询电话	400-810-0598	定　　价	22.80 元

本书如有缺页、倒页、脱页等质量问题，请到所购图书销售部门联系调换

版权所有　侵权必究

物　料　号　57823-00

第二版前言

《食品营养与卫生》自2015年第一版出版，至今已在职业院校中使用了6年，其间得到中职学校教师和学生的普遍好评。为了更好地满足中等职业教育教学改革的需要，我们针对中职生的学习特点，结合当今社会"微时代"的背景以及信息更新、传播的特征，遵循中职专业理论课程以职业活动为导向，以职业技能为核心，在突出体现实用性、技能性、职业性、趣味性和可读性于一体的基础上，广泛征求使用教材学校教师和学生们的意见和建议，对第一版教材主要进行了以下四个方面的修订。

一、根据时代的发展和知识的更新，对教材的相关内容及时更新

对第一版教材中的《中国居民膳食指南（2007）》进行更替，同时增添了新版的中国居民平衡膳食宝塔图片及其相关对比和解读内容；《中华人民共和国食品安全法（2021修正）》其中的相关变化内容在新版教材中也得到及时更新。使第二版教材更加适应时代的发展，更加体现科学性。

二、进一步强化案例教学法的优势，激发学生的学习兴趣

从每一个学习任务前的"案例引入"到课中的"小贴士""案例分享"，再到课后的知识检测中的"案例分析题"，层层递进，环环相扣，让师生乐教乐学，学以致用。第二版教材中对于相关案例也进行了修订和更新，让案例更贴近学生实际生活，更具有感染力和说服力。

三、对课后"做一做""知识检测"进行了精简

第二版教材在文字表述上更加规范、统一和简练，使所设实践项目不仅更易于中职生开展活动，而且与职业岗位要求更加接轨。使课后知识检测习题更具有综合性，更有利于学生的理解记忆和巩固提高。

四、进一步继承和发扬中医传统养生理论

以中医经典著作，如《黄帝内经》"五谷为养，五果为助，五畜为益，五菜为充，气味合而服之，以补益精气"为导入，引导学生学习各类食物的营养价值及其养生作用，古今结合，阐述关于饮食宜忌、饮食与疾病、减肥等现代营养学热门话题，提高教材的传承性和适用性，不仅利于青少年中职生学习中医养生经典文化，也适用于社会大众普及中医营养与养生知识。

本课程学时数（36学时）建议如下：

项目	内容	建议学时数
	绪论	1
一	人体必需的营养素	10
二	各类食物的营养价值	10
三	合理营养与平衡膳食	6
四	食品安全管理	9
合计		36

　　本书由余桂恩担任主编，并负责全书的修订工作。

　　本书在编写和修订过程中，查阅和参考了众多食品营养卫生专家及同行老师的研究成果及经验，反映了当代社会进步、科技发展、学科发展前沿和行业企业的新技术、新工艺和新规范。此次修订基于对桂林香格里拉大酒店及桂林喜来登大酒店的烹饪行业专家的访谈调研，并得到了广西医科大学职业与营养卫生学教研室主任鲁力教授对教材如何融入中医相关理论的大力指导，很好地体现了产教融合、校企合作。

　　由于编者水平有限，时间紧迫，疏漏在所难免，期盼各位专家同行及读者继续提出宝贵意见和建议，以便对本书的进一步完善，并共同为职业教育事业贡献力量。读者意见反馈邮箱为 zz_dzyj@pub.hep.cn。

编　者

2021年9月

《中华人民共和国食品安全法》（2021年修订本）

第一版前言

本书是"十二五"职业教育国家规划教材，依据教育部《中等职业学校高星级饭店运营与管理专业教学标准》编写而成。

《食品营养与卫生》是中等职业学校高星级饭店服务与管理专业及其他相关专业如烹饪专业的核心课程，属于必修的专业理论课程。在专业教学标准的建设及课程改革中，在加强专业技能训练的同时，特别注重专业基础理论内涵建设，倡导渗透文化、关注人文、强调沟通，创新工学交替、理实一体的中职人才培养模式。本书则是紧跟食品营养与卫生的研究与发展新动向，利用案例教学法，在充实专业知识内涵的同时注重学以致用，有利于培养和提升中职学生的职业素养。

另外，本书还根据人力资源和社会保障部印制并发布的《公共营养师国家职业标准》，在保留现代营养学的六大类营养素、能量，食品的营养价值，各类人群的生理特点及营养需求；食物中毒及其预防等知识基础上，还增加了中医营养学的内容如食物的四性五味理论等，有利于中职学生规划职业发展，拓宽就业渠道，为社会培养合格的饭店服务人才及公共营养师打下良好的基础。

本书在内容和编写方面具备如下主要特色：

第一，针对中职生的特点及食品营养与安全的发展，对教材内容进行了有机整合。

本书在参考《食品营养与卫生》教材的基础上，分析专业中职生应具备的知识结构及技能要求，根据专业理论的"实用、够用"原则，强调理论为实训及技能培养的服务功能，降低了原课程的理论内容的难度，如删减了营养素的化学结构及实验数据表格分析等内容，弱化专业术语的定义、生理功能的原理解释等部分；依据饭店服务行业岗位的发展需求，结合食品营养及卫生学的最新发展，并且传承中华饮食营养传统中的食补养身精华，及时增补、更新大量真实生动的案例内容及分析，突出具体的营养安全应用内容，强化理论的学以致用，力求使教材具有鲜明的时代特征，体现中职教材的职业针对性和实效性。

第二，本书以项目及任务形式组编，更利于乐教乐学。

本书采用项目及任务教学体例，在每个项目内容里由数个任务组成。每个任务中设有"案例引入""知识准备""案例分析""案例分享""知识检测"等栏目，将高星级饭店运营与管理专业中职生应知应会的食品营养与安全知识有机渗透于教学案例中，这也是本书的一大亮点，有利于发挥案例教学的优势，激发学生的学习兴趣，践行"做中学、学中做"的教学模式，有助于师生乐教乐学、提高教学实效。

第三，教材贴近高星级饭店服务及烹饪岗位需要，以就业为导向，满足专业学生顶岗实习、就业及行业发展的需求。

通过对高星级饭店行业、企业的岗位需求调研，综合营养师培训与考试的分析，教材内容力求贴近社会及生活的实际应用，有的放矢，针对性强，力争实现与企业工作任务零距离对接，提升中职生的职业能力和职业素养，为学生将来在餐饮服务行业的可持续发展打下坚实的基础。

本书教学学时数（36学时）建议如下：

项目	内容	建议学时数
	绪论	1
一	人体必需的营养素	10
二	各类食物的营养价值	10
三	合理营养与平衡膳食	6
四	食品安全管理	9
合计		36

本书由余桂恩担任主编，并负责提纲编写和统稿工作，邓小均任副主编。编写成员分别为：余桂恩（绪论、项目二、项目三、项目四），邓小均（项目一、附录）。

本书在编写过程中，参阅和借鉴了大量食品营养领域同行和专家的研究成果，特别是广西医科大学鲁力教授对于全书编写体例、食物传统养生作用方面的编写建议，为教材增色不少。北京市教科院中职教学指导委员会专家杨文尧老师审读了全稿并提出中肯的修改意见。在此，一并向他们表示最真诚的感谢！

由于编者水平有限，书中难免有疏漏之处，恳请读者不吝赐教，期盼在今后的教学实践中，继续改进提升，以便修订之时使之更臻完善。

编 者

2015年5月

目 录

绪论

　　食品营养是指人体从食品中所能获得的热能和营养素的总称。主要研究食品营养与人体生长发育和健康的关系，以及提高食品营养价值的措施。主要包括：人体必需的营养素、热能及其与健康的关系、合理营养与平衡膳食、各类食物的营养价值与中国传统养生基础等内容。

　　食品安全指食品无毒、无害，符合应当有的营养要求，对人体健康不造成任何急性、亚急性或者慢性危害。根据世界卫生组织的定义，食品安全研究对象是指"食物中有毒、有害物质对人体健康影响的公共卫生问题"。食品安全是专门探讨在食品加工、存储、销售等过程中确保食品卫生及食用安全，降低疾病隐患，防范食物中毒的重要学科。

　　本课程中的食品安全主要内容为：食品被污染后存在的对人体健康的有害因素及防治，各种食源性疾病的成因及预防，食物中毒的危害及处理措施和对策，食品安全法与食品安全管理等。

　　食品营养与食品安全虽然是两个相互独立的知识范畴，但是二者在保障人体健康和增强体质方面又是统一的。特别是在现代经济迅猛发展，人们的生活水平日益提高的今天，人们不仅更加重视食品的安全性，对于食品的营养价值及对人体的功能性的关注程度也日益提高，可以说，如今符合大众需求的高质量食品应该是指符合食品安全标准、具备合理营养价值的、色香味俱全的营养安全食品。

📖 案例引入

阅读以下两个案例，分析案例中对儿童健康造成危害的主要原因分别是什么，思考这些影响因素是属于食品营养还是食品卫生及安全的范畴。

案例0-1："儿童肥胖症"危害不容小觑！

21世纪以来，人们的物质生活水平得到了极大的提高，青少年肥胖问题也越来越严重，在我国发病率显著增加，在某些北方城市，已经突破20%的比例，严重影响着儿童的健康成长。资料显示，儿童超重和肥胖的全球发病率从1990年的4.2%增加至2010年的6.7%，预计2020年其发病率达到9.1%或有六千万儿童体重超重或肥胖。肥胖导致了一些慢性病的发病率明显增高。例如肥胖儿童更容易患脂肪肝、高血压、冠心病等疾病，肥胖还会导致脂肪代谢异常、糖代谢异常，这也是儿童糖尿病的早期表现。此外肥胖对于青少年心理也会产生很大的影响，不仅如此，儿童肥胖的患病危险因素也会延续至成年期。

案例0-2："辣条"抽检不合格，问题层出不穷"辣眼睛"！

辣条这种小食品，在很多学校附近深受孩子们喜爱。央视记者按照某品牌辣条包装袋上的地址，找到了位于河南开封兰考县生产厂商。在企业工作人员带领下，记者未经过任何消毒措施就进入了食品生产车间。只见满地粉尘与机器渗出的油污交织在一起。搅拌桶上也满是油污，搅拌机旁水池壁上也到处是黑色污点，水桶、水瓢上都覆盖了厚厚的污垢。在配料车间里，记者看到地上摆放着单双甘油酯脂肪酸、三氯蔗糖、甜味剂、增味剂、保鲜剂、着色剂、防腐剂等大大小小十几种添加剂，这些添加剂经过混合后倒入滚筒里进行充分的搅拌后，就被混合进了辣条。近年来各地辣条生产超量、超范围使用食品添加剂、菌落总数超标的现象层出不穷。

【案例分析】

案例0-1中的影响因素属于食品营养范畴。专家分析儿童肥胖率持续上升的原因除了遗传、精神创伤之外，主要包括：不吃早餐喜食消夜、经常吃零食喝饮料、偏食挑食如偏爱甜食及油炸烧烤类食物、不爱运动等。总之，营养失调导致热量过剩是产生肥胖的主要原因。

案例0-2中的影响因素属于食品卫生及安全范畴。从食品伙伴网的食品抽检信息查询分析系统中查阅得知，近来，辣条抽检不合格主要是微生物指标中菌落总数、霉菌指数超标，质量指标中酸价、过氧化氢值等超标，超范围使用安赛蜜等以及超量使用山梨酸及其钾盐等食品添加剂问题。

【小贴士】

　　"辣条"：调味面制品，俗称"辣条"，是以面粉为主要原料，加入水、盐、糖、天然色素等和面，经过挤压机高温挤压，再加油、辣椒、麻椒、防腐剂等调味料和食品添加剂加工而成的。

📖 知识准备

一、食品营养与食品安全的发展

　　随着现代科技的进步与发展，人们生活日渐富足，可选择的食品种类日趋繁多，对健康身体及科学生活方式的日益重视，使得人们对食物进行重新审视，开始提倡回归自然，素食、天然食品大行其道。"返璞归真"的食品及做法逐渐流行，其目的就是要减少食品环境及食品制作环节的各种污染因素，保证食品营养的均衡及食品的安全，真正实现健康饮食之道。由此可见，食品营养与卫生安全知识的普及和应用迫在眉睫！

（一）世界性的食品营养问题

　　《2018年全球营养报告》在泰国曼谷发布。报告显示，营养不良已成为全球性问题，其负面影响波及世界各国，其中88%的国家存在多种形式的营养不良。全球每年因营养性疾病而产生的损失高达3.5万亿美元。近年来，各国采取了诸多努力改善人口营养状况，并初见成效。在应对儿童营养不良方面，亚洲、拉丁美洲和加勒比地区国家的儿童发育迟缓率有所下降。但从全球范围来看，仍有1.58亿儿童发育迟缓，超5 000万儿童消瘦。此外，全球有约4 000万儿童超重，另有20多亿成年人也面临超重和肥胖问题的困扰，营养不良的双重负担引人担忧。

　　近年来，我国居民健康状况和营养水平得到不断改善，人均预期寿命逐年增长。但是也同样面临营养缺乏，主要是微量营养素缺乏和营养过剩导致超重与肥胖的双重挑战。2015年发布的《中国居民营养与慢性病状况报告》显示，虽然我国居民膳食能量供给充足，体格发育与营养状况总体改善，但居民膳食结构仍存在不合理现象，豆类、奶类消费量依然偏低，脂肪摄入量过多，部分地区营养不良的问题依然存在，超重肥胖问题凸显，与膳食营养相关的慢性病对我国居民健康的威胁日益严重。中国政府在过去两年间相继制定了《"健康中国

2030"规划纲要》和《国民营养计划（2017—2030）》，以期将营养与卫生政策相结合，提升全民健康水平，并面向妇女、儿童、老人和贫困地区居民等脆弱群体实施有针对性的营养改善项目。此外，营养领域的立法工作也正在紧锣密鼓地推进。

在科学技术高速发展的今天，人们对"民以食为天"这句老话赋予了新的内涵，对食的要求已从饱腹到考虑营养、优质、安全、无污染，返璞归真、崇尚自然、药食同源已经成为当今某些消费者追求的时尚，新技术、新工艺、新材料在食品领域的应用，使新型食品，如有机食品、功能性食品、保健食品应运而生，正逐渐成为食品行业开发的主流。

《"健康中国2030"规划纲要》是为推进健康中国建设，提高人民健康水平，根据党的十八届五中全会战略部署制定，由国务院于2016年10月25日印发并实施。

2017年6月国务院办公厅为贯彻落实《"健康中国2030"规划纲要》制定的国民营养计划，也进一步显示了国家对于提高国民营养健康水平的重视。其中主要内容包括：深入开展食物(农产品、食品)营养功能评价研究，全面普及膳食营养知识，发布适合不同人群特点的膳食指南，引导居民形成科学的膳食习惯，推进健康饮食文化建设。建立健全居民营养监测制度，对重点区域、重点人群实施营养干预，重点解决微量营养素缺乏、部分人群油脂等高热能食物摄入过多等问题，逐步解决居民营养不足与过剩并存问题。实施临床营养干预。加强对学校、幼儿园、养老机构等营养健康工作的指导。开展示范健康食堂和健康餐厅建设。到2030年，居民营养知识素养明显提高，营养缺乏疾病发生率显著下降，全国人均每日食盐摄入量降低20%，超重、肥胖人口增长速度明显放缓。

（二）食品安全问题是全球共同面临的挑战

食品是人类赖以生存和发展的基本物质，是人们生活中最基本的必需品。随着经济的迅速发展和人们生活水平的不断提高，食品产业获得了空前的发展。各种新型食品层出不穷，食品产业已经在国家众多产业中占支柱地位。

在食品的三要素中（安全、营养、食欲），安全是消费者选择食品的首要标准。近几年来，在世界范围内不断出现食品的安全事件，如英国"疯牛病"和"口蹄疫"事件、比利时"二噁英"事件；中国的民众也从没得吃到有得吃再到吃得饱，开始追求吃得好，将饮食视为享受，但是"好"着重于口感、味道、美观，于是有了漂白的牛百叶、含增塑剂的粉条、染色的杂粮馒头、含苏丹红的酱料等，这些统统都是食品安全问题，使得我国乃至全球的食品安全问题形势十分严峻。再加上日益加剧的环境污染和频繁发生的食品安全事件对人们的健康和生命造成了巨大的威胁，接连不断发生的恶性食品安全事故引发了人们对食品安全的高度关注和担忧。

食品安全不但关系到广大人民群众的身体健康和生命安全，而且还关系到经济发展和社会稳定，关系到政府和国家的形象。食品安全已成为衡量人类生活质量、社会管理水平和国家法制建设的一个重要方面。

近年来，中国越来越关注食品安全预防和控制，食品安全从整体大环境来说还是不错的，发生问题的食品企业只是非常小的一部分。政府也通过学校教育、媒体宣传等渠道，帮助消费者了解食品安全问题发生的原因，正确看待食品安全，不盲目恐慌。并且颁布了食品安全法，加大各职能部门的监管及执法力度，积极致力于为公众提供一个安全的、健康的、有效监管的食品安全环境。

二、食品营养与安全对于人体健康及专业发展的意义

"民以食为天，食以安全为先"，食品安全与营养对于人们的健康生存起着保驾护航的作用。现代饮食除了讲究色、香、味、形之外，还特别重视其营养价值及养生作用。现代社会，虽然人们生活水平不断提高，但由于人们生活节奏加快，工作事业压力大，"营养过剩"似乎成了很多人健康问题的主因，实际上"过剩"的只是脂肪和蛋白质，对于维持生命特别重要的维生素和无机盐等则是"营养不良"。各种营养的不均衡正是所谓"亚健康"或是更严重疾病发生的根源。

中国是烹饪大国，随着人们生活水平的提高，食品营养与安全已成为人们日常饮食关注的焦点。但是食品营养与安全在餐饮中的应用较为落后，美味与营养安全往往不能兼顾，有时还会发生冲突。随着社会交流的日益密切，也使得人们在外就餐的机会增多。据中国烹饪协会统计，中国的餐馆、食堂、快餐、配餐企业等经营单位约有40万个，注册厨师1 200万名，然而具备专业营养技能的人才不超过10%，而对于酒店服务员队伍来说，营养师所占比例还要更低！那么，作为

承载大众就餐的宾馆、酒店等餐饮企业的从业人员，又该怎样为就餐者提供安全营养的食物？如何引导他们选择最适合自己的食物组合呢？如果每一位酒店服务员都能够根据不同人群、不同职业的营养需求特点提供个性化的配餐和点菜服务，从而保障就餐者饮食的合理性和安全性。对企业来说，无疑能带来巨大的经济效益。

作为未来高星级饭店运营与管理人员，或是从事餐饮酒店服务的员工、职业点菜师及从事食品快餐生产销售以及营养配餐工作、高级管家等相关行业人员，通过"食品营养与卫生"相关课程的学习和培训，拥有酒店营养师必备的专业知识及实操技能，能让你拥有在众多酒店服务人员中脱颖而出的能力，而过硬的专业水平是酒店品质的保证，拥有了品牌效应，也就拥有了市场竞争力，可为企业带来更大的经济效益和社会效益。

【小贴士】

安全食品的标志

安全食品主要包括无公害农产品、绿色食品、有机食品。这三类食品像一个金字塔，塔基是无公害农产品，中间是绿色食品，塔尖是有机食品，越往上要求越严格。

无公害农产品是指经农业行政主管部门认证，允许使用无公害农产品标志，无污染、安全，农药和重金属均不超标的农产品及其加工产品的总称。

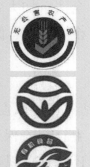

绿色食品是由中国绿色食品发展中心推广的认证食品，分为A级和AA级两种。其中A级绿色食品生产中允许限量使用化学合成的生产资料，AA级绿色食品则较为严格地要求在生产过程中不使用化学合成的肥料、农药、兽药、饲料添加剂、食品添加剂和其他有害于环境和健康的物质。

有机食品是指按照有机农业生产标准，在生产中不采用基因工程获得的生物及其产物，不使用化学合成的农药、化肥、生长调节剂、饲料添加剂等物质，采用一系列可持续发展的农业技术，生产、加工并经专门机构（国家有机食品发展中心）严格认证的一切农副产品。

知识检测

一、判断题

（　　）1. 营养不合理的食品也可以属于不安全的食品，都对人体健康不利。

（　　）2. 无公害农产品、绿色食品、有机食品都属于安全食品，其中质量标准最严格的是绿色食品。

（　　）3. 儿童肥胖不会影响健康，只是外形不好看而已。

（　　）4. 在食品的三要素（安全、营养、食欲）中，营养是消费者选择食品的首要标准。

二、单选题

1. 下列食品完全不使用化肥和农药等生产的是（　　）。

    A. 无公害食品　　　B. 绿色食品　　　C. 有机食品　　　D. 转基因食品

2. 现代食品发展趋势为回归自然，下列主要原因正确的是（　　）。

    A. 更好看　　　　　B. 更好吃　　　　C. 更易于制作　　D. 更营养安全

三、案例分析题

在一些大型超市，那些生长过程中不使用化学物质，本身不经过基因改造，加工过程中也不使用化学添加物的有机食品俨然成了自然和营养的代名词，即使价格比常规食品高出不少，但人们还是趋之若鹜。让我们用科学分析的结果来说话吧，和常规蔬果相比，有机蔬果中的维生素C、维生素E以及维生素A含量均无明显变化。除了维生素类之外，蛋白质、膳食纤维等主要营养物质在两类食品中也几乎相同。研究人员发现有机食品受的污染更少，如杀虫剂的残留。

请你依据以上资料对有机食品和常规食品进行比较分析。

案例分析参考：

有机食品比常规食品更健康，但未必更有营养。如果选择有机食品是为了获取更多的营养，那么或许用同样的钱买其他常规食品更为划算；而如果选择有机食品是为了减少食品上可能残留的污染，那么有机食品确实是个不错的选择。

项目一
人体必需的营养素

营养从字义上讲，"营"的含义是"谋求"；"养"的含义是"养生"，"营养"就是"谋求养生"。而养生是中国传统医学中使用的术语，即指保养、调养、颐养生命。用科学的语言描述"营养"为：机体摄取食物，经过消化、吸收、代谢和排泄，利用食物中的营养素和其他对身体有益的成分构建组织器官、调节生理功能，维持正常生长、发育和防病保健的过程。

用通俗的语言可以这样理解"营养"：一是作为名词，指人类从饮食中得到的营养物质或营养成分，它存在于各类食物中，并通过膳食摄取进入人体，发挥各种生理作用。此营养实质上就是指的"营养素"。二是作为动词，指营养素通过消化和吸收进入血液循环，运输至各个机体组织，并且在呼吸系统的氧的协助下，或释放产生能量，或构成机体组织，或维持和调节人体的生长发育、新陈代谢等各项生命活动等功能。

但是，营养素也不是越多越好。医学实践证明，有时食品营养素过多，反而会对人体产生危害。而且单一补充某种营养素会打破食物营养素间的平衡，从而影响其他营养素的吸收和利用。

所以，掌握人体必需营养素知识，学会合理选择和搭配营养食物，充分发挥营养素的营养作用，对于保持发育良好的健康体魄非常重要。

任务 1　认识糖类

糖水也能用于急救吗？

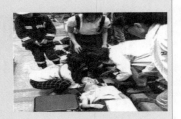

　　小李同学身体单薄，星期一的清晨，又因减肥不吃早点就急忙赶去参加升旗仪式。升旗过程中小李忽然眼冒金星、虚汗淋漓、头晕心慌、手足无力，最终瘫倒在地，被同学搀扶送到校医室医治，只见校医迅速调制一杯糖水让小李口服，约15分钟后症状缓解，之后校医并没有开出任何药物处方，只是嘱咐小李同学：务必要按时按量吃饱一日三餐，若再次发生饥饿无力感，可以迅速食用含糖零食或糖水，就可以避免晕倒而发生意外。

【想一想】

　　1. 你或者你身边的同学发生过此类事件吗？你们是怎么处理的？

　　2. 小李同学患的是什么病？糖水可用什么糖调制？

　　3. 为什么小李同学不用打针吃药而用糖能缓解症状，并且按时吃饭就能解决问题？

【案例分析】

　　俗话说："人是铁，饭是钢，一顿不吃饿得慌。"即钢比铁硬，饭比人硬，人无论多厉害都要吃饭，其意是强调：吃米饭、面食等主食可以给人体带来热能和力量。那么这类主食中主要营养素就是淀粉，它属于人体必需的营养素糖类中的一种，进一步地学习和认识糖类可以认识到人体最主要的热能来源，了解人体的血糖平衡的调节原理，学会预防低血糖、高血糖及糖尿病的发生。

📖 知识准备

一、糖类的结构与分类

　　糖类是由碳、氢、氧三种元素组成的。由于氢和氧的比例多数为2:1，和水分子相同，故又名碳水化合物。同理，糖类（碳水化合物）可以在体内氧化生成二氧化碳和水，并释放出热能。

　　糖类按其化学分子结构由简单到复杂可分为单糖、双糖、多糖三大类。其中单糖结构最简单，如葡萄糖、果糖，不用消化可直接吸收，还可以经静脉注射；双糖有麦芽糖、蔗糖、乳糖等。单糖和双糖是甜味糖，甜度由高到低依次为：果糖、蔗糖、葡萄糖、麦芽糖、乳糖。多糖如淀粉、膳食纤维、糖原，属于不甜的糖。

总而言之，糖类不都是甜的，如淀粉、膳食纤维就是不甜的，而甜的不一定属于糖类，如糖精钠。

【小贴士】

糖的甜度

甜度是一个相对值，它是用来表示糖的甜味强弱的，即通常以蔗糖的甜度100为计，各种糖的甜度比如果糖173、蜂蜜97、葡萄糖70、麦芽糖40、半乳糖30、乳糖16。

二、常见糖类的功能及与健康的关系

糖类是人体热能的主要来源，其特点是：在总能量中所占比例大，提供能量快而及时；氧化的最终产物为二氧化碳和水，对机体无害。糖类除了供给热量外，还具有构成机体、护肝解毒等多种生理功能。

（一）葡萄糖——快速能量来源

葡萄糖是自然界分布最广且最为重要的一种单糖，广泛存在于生物界如葡萄、无花果甜果及蜂蜜中。口服后迅速吸收，在消化道中葡萄糖比任何其他单糖都容易被吸收，而且被吸收后能直接为人体组织利用。

葡萄糖在体内主要被氧化成二氧化碳和水，并同时供给热量，在人体内能直接参与新陈代谢，也可转化成糖原或脂肪形式贮存。葡萄糖还能促进肝的解毒功能，对肝有保护作用。除对糖尿病病人外，葡萄糖没有什么副作用。所以，葡萄糖是人体重要营养成分和主要的热量来源之一，是生命活动中不可缺少的物质。

人体平时不需专门进食葡萄糖，体内也不会缺乏葡萄糖。医护人员、运动爱好者常常把它当作强而有力的快速能量补充剂，迅速增加人体能量、耐力；也可用作血糖过低、感冒发热、头晕虚脱、四肢无力及心肌炎等症病人的补充液。

（二）果糖——甜度最高的糖

果糖是一种单糖，是甜度最高的天然糖，一般认为是蔗糖的1.73倍。人体中果糖、葡萄糖和半乳糖一起构成了血糖的三种主要成分。但食用果糖后血糖不易升高，且有滋润肌肤作用，一些发达国家在糖果与饮料中基本不用蔗糖而用果糖。

　　果糖主要存在于蜂蜜、水果中，现代营养分析表明，蜂蜜中含有大约35%的葡萄糖、40%的果糖，这两种糖都可以不经过消化而直接被人体所吸收利用，口感甜，而且可迅速被肝转化利用，合成肝糖原，可改善肝功能，对肝具有保护作用。能增强肝的解毒功能和肝细胞的再生、修复能力，对肝病及糖尿病病人有益。

（三）蔗糖——用途最广泛

　　蔗糖是一种双糖，在消化过程中，由于酶的催化而分解为葡萄糖和果糖。蔗糖在甜菜和甘蔗中含量最丰富，平时使用的白糖、红糖都是蔗糖。以蔗糖为主要成分的食糖根据纯度由高到低又分为：冰糖、白砂糖、绵白糖和赤砂糖（也称红糖或黑糖）。

　　蔗糖在人体经过消化液分解成为果糖和葡萄糖，就能通过小肠吸收。由于蔗糖可以直接溶解食用，并且能很快地被人体消化吸收和利用，因此，饮用蔗糖能够迅速消除疲劳，补充体力和脑力，增强人体的抗寒能力。

　　蔗糖也会导致某些健康问题，如蛀牙，这是由于口腔的细菌可将食物中的蔗糖成分转换成酸，从而侵蚀牙齿的珐琅质，所以儿童不宜多食；蔗糖含高热量，摄取过量容易引起肥胖。

（四）麦芽糖——烧烤上色佳品

　　麦芽糖又称"饴糖"，是由米、大麦等粮食经发酵制成的糖类食品，分软、硬两种，软者为黄褐色浓稠液体，黏性很大，又称胶饴；硬者系软饴糖经搅拌，混入空气后凝固而成，为多孔之黄白色糖饼。实际应用多以胶饴为佳，主要用于加工焦糖酱色、糖果及果汁饮料，还可用于造酒、罐头、豆酱、酱油，也可药用。

　　麦芽糖属双糖类，易溶于水，虽然甜味不大（不及蔗糖），但能增加食品的色泽和香味，烹饪中常应用在"烧、烤、炸"等的食品中，起焦化着色作用。如"烧鹅"表皮的枣红色、"红烧乳鸽"的金红色，就是麦芽糖在起作用，这一点，纯蔗糖较难做到。麦芽糖有着食用价值之余，亦有其食疗功效，它性温味甘，具有养颜、补脾健脾、润肺止咳、开胃通便秘等功效。

　　市场上出售的商品麦芽糖非单纯的麦芽糖，是一种混合物，包括麦芽糖、葡萄糖和糊精，一般人群均可食用，但糖尿病患者忌食。

【小贴士】

啤酒的"度"数

啤酒是以麦芽为主要原料酿造而成，啤酒的度数不表示乙醇的含量，而是表示啤酒生产原料麦芽汁的浓度，麦芽汁发酵后是以麦芽糖、酒精、氨基酸为主，所以啤酒酒精度数低于该度数。

（五）乳糖及半乳糖——婴儿发育不可少

乳糖是哺乳动物乳汁中特有的一种双糖，微甜，甜度是蔗糖的1/5。在牛乳中约含4%，人奶中含5%~7%。乳糖是儿童生长发育的主要营养物质之一，对青少年智力发育十分重要，特别是新生婴儿绝对不可缺少，而且儿童消化道内有充足的乳糖酶，能很好地分解消化吸收利用乳糖，牛奶中的乳糖被人体分解为葡萄糖和半乳糖，从而被吸收利用。

半乳糖是单糖的一种，可从乳糖的水解作用中得到。它是肠道内吸收最快的单糖，是构成脑神经系统的重要成分，与婴儿出生后脑的迅速生长有密切关系。

部分人因体内缺乏乳糖酶，不能很好地消化分解乳糖，在食用纯牛奶之后就会出现腹胀、腹痛、恶心腹泻等症状现象，这种反应不是食物变质导致的，被称为"乳糖不耐症"。这些人有的是先天的，也有的是后天长期不喝牛奶肠道内的乳糖酶退化导致的。

（六）淀粉——最佳热量来源

淀粉主要存在于谷类、薯类粮食中，富含淀粉的食物有大米、玉米、小麦等，根茎薯类粮食则包括土豆、山药、薯类等。此外，各种豆类和香蕉等含淀粉比较多的水果也包括在淀粉类食物中。

淀粉是自然界供给人类的最丰富的糖类，是最经济、最有效的供热形式。如五谷杂粮、米饭、面食，这些食品不但能提供饱足感，还可以缓慢地释放热量，如此才可以避免总是有饥饿感而不停地吃东西。这些食物除了可以提供糖类之外，还含有其他营养成分如维生素和矿物质。

而中餐烹饪中常用的芡粉勾芡原理则是利用淀粉在高温下发生的糊化作用，具有吸水、黏附及光滑润洁的特点，从而使菜肴达到光泽、滑润、柔嫩、鲜美和保温的效果。

【小贴士】

芡粉

芡粉是烹调时勾芡用的淀粉。芡粉按照来源不同主要有：马铃薯粉、绿豆淀粉、小麦淀粉、菱角粉、藕粉等。

（七）糖原——"动物淀粉"

糖原是人类及动物储存糖类的主要形式。食物中摄入的糖类被消化吸收进入血液后，部分血糖可以转化为肝糖原贮存在肝中，也可以转化为肌糖原贮存在骨骼肌中。其中的肝糖原，在血糖浓度降低时，就可以转变成葡萄糖，从而间接维持了血糖浓度的稳定。所以，糖原是人类的贮备糖，也可看作体内能源库。

（八）膳食纤维——身体里的清道夫

中国医药卫生标准对膳食纤维的定义为：植物中天然存在的、提取的或合成的碳水化合物的聚合物，不能被人体小肠消化吸收且对人体有健康意义。包括非淀粉多糖（纤维素、半纤维素）、植物多糖（果胶等）、抗性低聚糖（低聚果糖、低聚半乳糖）等。

膳食纤维丰富，食物天然。如魔芋、燕麦、荞麦、苹果、芹菜、胡萝卜。虽然它是一种不能被人体消化吸收的多糖类，但它与人体健康的关系日益受到人们的关注。由于不能供给热量，故有益于饱腹减肥；还能增强肠胃功能，促进消化及排便，降低血胆固醇、降血糖、防治肠道肿瘤、减肥、美容等，对人体健康不可缺少，又被称为"第七大营养素"。

人体膳食纤维每日摄入适宜量约为25 g，日常生活中，除手术和疾病情况外，长期摄入"低"膳食纤维的人群并不常见，但是，普遍没有达到人体需求量。膳食纤维过多过少都有害。过低或无膳食纤维的饮食，最明显的症状是便秘。长期摄入膳食纤维过低，将增加心血管疾病发生的风险。过量摄入膳食纤维也不利于健康，最明显的就是会导致胃肠不适。据报道，当膳食纤维摄入量过多时，会引起肠胃胀气和腹胀。

三、平衡你的血糖

（一）平衡血糖的基础知识

血糖是指血液中的葡萄糖水平，保持血糖平衡对于人体维持持久精力和相对稳定的体重来说最为重要。若血中葡萄糖水平下降，出现低血糖，会对大脑产生不良影响，人体会出现疲劳、注意力不集中、易怒、发汗、头痛等症状。

血糖增高的原因是多方面的，与遗传因素、生活习惯因素以及多种疾病都有联系。

血糖增高一般有两种情况：第一种是暂时的，主要是因为饮食习惯不好，暴饮暴食，造成血糖临时升高，只要改善现有饮食习惯并且加强体育锻炼，即可好转。一般人在饭后，都应该有不同程度的血糖升高现象并且是在许可范围内，如果胰腺功能正常，这种血糖升高是非常短暂的。

第二种情况则是由于长期的不良饮食或遗传因素、冠心病等其他疾病引起的以慢性高血糖为特征的代谢紊乱，一般伴有"三多一少"：多尿、多饮、多食和体重减少，那么这种高血糖就极有可能是糖尿病的早期症状。所以，糖尿病是血糖水平失衡的一种极端表现形式，生活中，血液或尿中游离葡萄糖含量的测定，成了临床常规检验的一个项目。

（二）代糖知识

爱吃甜食又怕血糖升高是许多糖尿病病人的烦恼，尤其是肥胖人士更是对甜点爱不释手，而过多的热量却造成了身体的负担，因此近来市面上已出现了一些所谓的"代糖"食品，这些食品的特点是不加糖（如白糖、砂糖、蔗糖、葡萄糖），而以添加"代糖"使食品同样有甜味，食品的包装上通常标示着"无糖"，让您既可以享受美食又能"甜得健康"。

代糖的种类很多，根据产生热量与否，一般可分为营养性的甜味剂及非营养性的甜味剂两大类。

营养性的甜味剂一般可以产生热量，但产热量较蔗糖低，如木糖醇甜度是蔗糖的90%左右，但产热量大约只有蔗糖的1/4。它还具有清凉的效果，因此也常用于糖果、口香糖或清凉含片的制造。

非营养性的甜味剂甜度高，而且无热量或热量极低，根据来源不同又分为人造甜味剂和天然甜味剂。常见的人造非营养性甜味剂有：糖精钠、甜蜜素、安赛蜜、阿斯巴甜等，它们的使用添加量及食品种类上都有一定的局限性，滥用的话可能会带来危害，特别是对代谢排毒能力较弱的老人、孕妇、儿童危害更大，主要是对人体肝和神经系统造成危害。

而天然非营养性甜味剂日益受到重视，成为甜味剂的发展趋势。主要代表有：甜菊糖、罗汉果甜等。

1. 甜菊糖

取自于甜叶菊，其甜度是蔗糖的200～300倍，热量值仅为蔗糖的1/300。经大量科学证明其无毒无副作用，不会影响血糖水平或干扰胰岛素，食用安全，是一种可替代蔗糖的非常理想的甜味剂。

2. 罗汉果甜

罗汉果甜萃取于广西桂林特产罗汉果，其甜度为蔗糖的300倍，其热量为零。罗汉果甜具有清热润肺镇咳、润肠通便的功效，对肥胖、便秘、糖尿病等症具有防治作用。

（三）高血糖病人的饮食中对于糖类摄入的注意事项

并不是每一种糖类及含糖食品对血糖的影响都一样，其中影响最大的是葡萄糖、麦芽糖及蔗糖，而果糖、乳糖对血糖的影响不大。其他的各类含糖食品对于血糖的升高影响也各有不同，现在可以通过该食品的升糖指数反映出来，如精米面及各式糖果都属于高升糖指数食品，而燕麦、意粉、麸皮粉及豆类对血糖影响较小，属于低升糖指数食品。

主食一般最好在米面基础上多辅以粗杂粮，如燕麦、麦片、玉米面，因为这些食物中含有丰富的膳食纤维及矿物质、维生素等，膳食纤维具有降低血糖作用，对控制血糖有利。在控制热量期间仍感饥饿时，可食用含糖少的蔬菜。可以用水煮，加些作料拌着吃。

另外，含碳水化合物较多的土豆、山药、藕、蒜苗、胡萝卜等少用或食用后减少相应的主食量。水果中含葡萄糖、果糖，能使血糖升高，故在血、尿糖控制相对稳定时，可在两餐或临睡前食用，但也要减少相应主食。

不宜多食的食物有：白糖、红糖、葡萄糖及糖制甜食，如糖果、糕点、果酱、蜜饯、冰激凌、甜饮料。

另外，乙醇是糖类的"近亲"，酒类主要含乙醇，产热高，而其他营养素含量很少，它会打破血糖的平衡，故不饮或少饮为宜。类似刺激物还有：茶、咖啡、可乐饮料以及香烟。所以，过量的糖分、刺激物再加上持续的压力成为促使糖尿病发生的"三座大山"。

【小贴士】

　　食物升糖指数

　　升糖指数（GI）又叫血糖生成指数，是指食物进入人体两个小时内血糖升高的相对速度。如葡萄糖升糖指数为100。

案例分享

低升糖指数食物及选择指南

　　在选择低GI食物平衡血糖时应注意：

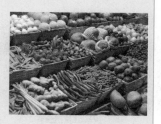

　　1. 低GI食物选择不是多多益善。不同种类食品的营养价值没有可比性。选择食物的关键是平衡膳食、食物多样化，如果认为"指数"越低越好，并主要食用少数几类食物，结果必然会导致食物单一化，对人体健康不利。

　　2. 高低GI食物搭配更有效。在选用不同种类食物安排饮食时，若特别喜欢食用某些高"指数"食物，此时可搭配食用低"指数"食物，这样既达到食物多样化的目的，又能有效控制血糖。

　　3. 选择低GI食物不一定就能减肥。一般低GI食物含有较多的膳食纤维，食用后可产生饱腹感，并促进排便，因此有一定的保健作用。但真正要达到减肥目的，关键是要控制摄入的总热量。

【小贴士】

　　常见低升糖指数食品举例（GI=55或以下）

　　五谷类：荞麦面、粉丝、黑米、黑米粥、意粉、藕粉；

　　蔬菜类：魔芋、大白菜、黄瓜、芹菜、茄子、青椒、海带、金针菇、香菇、菠菜、番茄、豆芽、芦笋、花椰菜、洋葱、生菜、豆角、四季豆；

　　豆类及豆制品：黄豆、眉豆、绿豆、扁豆、豆腐及无糖豆浆；

　　水果类：苹果、橙、桃、提子、沙田柚、雪梨、柚子、草莓、樱桃、金橘、葡萄；

　　奶蛋类：牛奶（低脂奶、脱脂奶）、酸奶、低脂乳酪、鸡蛋；

　　糖及代糖类：果糖、乳糖、木糖醇、麦芽糖醇、山梨醇等。

做一做

　　品尝及辨别不同含糖类食品的甜度

　　准备葡萄糖粉、白糖、麦芽糖、蜂蜜、纯牛奶、淀粉水，尝试其甜度并比较，按照甜度由高到低的顺序记录下来。

■ 知识检测

一、判断题

（　　）1. 人体必需的六大类营养素都能产生热量。

（　　）2. 啤酒的度数反映的是麦芽糖的含量，实际上其酒精度低于该度数。

（　　）3. 价格贵的食品，其营养价值必定比普通食品要好。

（　　）4. 所有的糖类都是甜的。

（　　）5. 膳食纤维虽然不能被人体消化吸收，但是对于人体健康不可或缺。

（　　）6. 过量的糖类摄入是造成糖尿病的唯一原因。

二、单选题

1. 下列被称为"第七大营养素"的是（　　）。

A. 糖类　　　　　　B. 纤维素　　　　　C. 脂类　　　　　D. 蛋白质

2. 下列又被称为"碳水化合物"的营养素是（　　）。

A. 维生素　　　　　B. 矿物质　　　　　C. 糖类　　　　　D. 脂类

3. 下列不属于三大产热营养素的是（　　）。

A. 水　　　　　　　B. 糖类　　　　　　C. 脂类　　　　　D. 蛋白质

4. 下列不经消化就可直接被吸收的糖是（　　）。

A. 蔗糖　　　　　　B. 乳糖　　　　　　C. 麦芽糖　　　　D. 葡萄糖

5. 下列属于天然非营养性代糖的是？（　　）。

A. 糖精　　　　　　B. 木糖醇　　　　　C. 罗汉果甜　　　D. 阿斯巴甜

三、案例分析题

膳食纤维通过吸收胃肠内的水分，迅速膨胀，使人体产生饱腹感，并且减少肠道吸收糖类、脂类物质，润滑肠道，促进排便，抑制肥胖。而市面上常见的润肠通便的中西药类产品如番泻叶、开塞露的通便原理则是刺激肠道，经常使用还会引起习惯性便秘，并且也会产生依赖性。请你对比分析高纤维食品与通便药品的区别，并推荐几种营养丰富的高纤维食品种类。

案例分析参考：

高纤维食品与通便药品的作用原理分别是治本和治标，现代人由于饮食单调、精细，容易导致膳食纤维的摄入不足。高纤维的营养食品：粮食类如糙米、玉米、小米、大麦、小麦皮（米糠）和黑麦粉；蔬果类如芹菜、胡萝卜、青菜、五谷、豆类、梨、柑橘、李子、苹果、桃子、西瓜；根菜类和海藻类如牛蒡、胡萝卜、薯类和裙带菜。

任务 2　认识蛋白质

案例引入

"大头娃娃"是可爱、健康的婴幼儿吗？

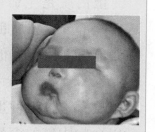

2004年间，安徽阜阳接连发现奶粉喂养的婴幼儿出现以下症状：孩子的嘴唇发紫，头显得格外肥大，甚至伴有低烧，生长指标明显低于正常值。这些孩子俗称"大头娃娃"。经阜阳市人民医院的医生诊断，孩子所患的是营养不良综合征。"明明每天都给小孩喂足了奶粉，怎么还会营养不良呢？"面对记者，许多患儿家属说得最多的是这句话。后经调查发现：这些劣质的婴幼儿奶粉中添加了大量糊精，蛋白质含量严重不足，这些孩子通过奶粉根本达不到营养需求，这就是造成"大头娃娃"事件的主因。泛滥农村市场的劣质婴儿奶粉，曾使200多名婴儿营养不良。事件震动了全社会。

【想一想】

1. 假奶粉中的糊精是淀粉分解的中间产物，你认为它应该属于哪一类营养素？

2. "大头娃娃"的头部肥大是因为肌肉、骨骼还是水分？

3. 本案例说明什么营养素在生长发育中起着决定作用？

【案例分析】

本案例中的"大头娃娃"实际上是缺乏蛋白质导致的营养性水肿，严重者甚至可导致死亡。

蛋白质对生命来说是最重要的物质。法国生理学家马让迪于1816年发现，仅给狗喂食糖和油，不久狗就会死亡，但是，如果在喂食中添加含蛋白质的食物，狗就能存活下来。

生命是蛋白质的运动形式，没有蛋白质就没有生命。长期蛋白质摄入不足，成人会出现体重减轻、肌肉萎缩、抵抗力下降等症状，严重缺乏时会导致水肿性营养不良，主要表现为消瘦、疲乏无力、腹泻、贫血、血浆蛋白浓度低下、营养性水肿、皮肤干燥粗糙、毛发枯黄等；儿童还会出现生长发育迟缓、智力发育障碍等。

📖 知识准备

一、蛋白质的组成

（一）蛋白质的元素组成

蛋白质是生命的物质基础，主要由碳、氢、氮、氧四种元素构成，一部分蛋白质也含有硫、磷、铁和铜等元素。在人体内只有蛋白质含有氮元素，其他营养素都不含氮。所以氮成为蛋白质组成的标志性元素。

氮元素在各种蛋白质中含量是最稳定的，平均含量为16%，所以常以食物中氮的含量来测定蛋白质的含量。只要测定出含氮量，就可以推算出蛋白质的含量。

【小贴士】

三聚氰胺

是一种含氮的有机化合物，多用作化工原料，不可用于食品加工。但是有奸商利用三聚氰胺与蛋白质所含氮元素的相似性，违法掺入奶粉等食品中，这必将受到法律的制裁。

（二）蛋白质的分子组成

蛋白质是由多种氨基酸组成的长链状高分子有机化合物。氨基酸是构成蛋白质的基本单位。人体对蛋白质的需要，实质上就是对氨基酸的需要。天然氨基酸有许多种，构成蛋白质的氨基酸主要是其中的20多种。氨基酸之间主要以肽键相连接构成蛋白质。

氨基酸按营养价值分为必需氨基酸和非必需氨基酸，必需氨基酸必须从食物所含的蛋白质中摄取，消化吸收后再合成被自身利用的各种蛋白质。必需氨基酸有赖氨酸、蛋氨酸、色氨酸等共9种。

氨基酸是蛋白质的分解产物，也是蛋白质合成的必需物质。健康人可以通过进食鱼、肉、蛋、奶获取所需的蛋白质，成人只要每天摄入90 g左右的蛋白质，将其水解为氨基酸就可维持生理需求，所以正常人没必要花钱买氨基酸来吃，伤财不得利。对于肝病病人，为减轻肝脏负担，纠正低蛋白血症，可以适当静脉补充一些氨基酸。氨基酸还适用于营养不良、肾功不良等严重疾病患者。

【小贴士】

氨基酸片

氨基酸片采用从自然界中提取的18种天然氨基酸为主要原料，极易被人体吸收和利用，服后能迅速在胃肠道中溶解、吸收。有益于保持人体营养平衡，有效增强机体免疫力。

二、蛋白质的分类

蛋白质是复杂大分子，种类繁多。蛋白质的分类方法有多种，依据其组成不同分为单纯蛋白质和结合蛋白质两大类。单纯蛋白质依其溶解性又可分为白蛋白、球蛋白、谷蛋白等；结合蛋白质根据与蛋白质结合的化合物又可分为核蛋白、磷蛋白、脂蛋白、糖蛋白和色蛋白等。

在营养学上，根据各种食物蛋白质所含必需氨基酸的种类、数量及比值，可将蛋白质分为三类，即完全蛋白质、半完全蛋白质和不完全蛋白质。

（一）完全蛋白质

完全蛋白质是一种质量优良的蛋白质，含有必需氨基酸，并且种类齐全，数量充足，比例合适，不但能维持人体的生命和健康，还能促进儿童的生长发育。属于完全蛋白质的有奶类中的酪蛋白、乳汁中的乳白蛋白、小麦中的小麦谷蛋白、蛋类中的卵白蛋白和卵黄磷蛋白、肉类中的白蛋白、大豆中的大豆球蛋白以及玉米中的谷蛋白等。

（二）半完全蛋白质

半完全蛋白质含有各种必需氨基酸，但含量不均，互相比例不合适，若在膳食中作为唯一的蛋白质来源，可以维持生命，但不能够促进儿童生长发育。属于半完全蛋白质的有小麦、大麦中的麦胶蛋白等。

（三）不完全蛋白质

不完全蛋白质所含必需氨基酸种类不全，若在膳食中作为唯一蛋白质来源，既不能维持生命，也不能促进儿童生长发育。属于不完全蛋白质的有玉米中的玉米胶蛋白，动物结缔组织中的胶原蛋白以及豌豆中的豆球蛋白等。

将蛋白质划分为完全蛋白质、半完全蛋白质和不完全蛋白质是比较粗略的，仅具有相对意义。一般来说，动物性食品较植物性食品中所含的完全蛋白质多，所以动物性食品蛋白质的营养价值一般高于植物性食品蛋白质。

【小贴士】

蛋白粉

一般是采用提纯的大豆蛋白、酪蛋白或乳清蛋白或上述几种蛋白的组合体构成的粉剂，其用途是为缺乏蛋白质的人补充蛋白质。

目目　案例分享

胶原蛋白真的可以美容吗？

由于皮肤的组成成分中含有大量胶原蛋白，因此许多人认为补充胶原蛋白有美容护肤的功能，也可能是受到"以形补形"观念的影响，含胶原蛋白高的食物如鱼肚、海参、猪皮都被冠以美容养颜护肤之名。胶原蛋白产品的宣扬正进入白热化阶段，众多化妆品、保健品以及美容打针都在强调各自的功效。

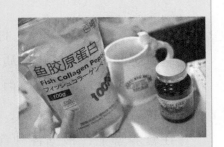

实际上，所有的说法都是基于人体皮肤含有胶原蛋白这一事实，并没有任何科学的证据，其实胶原蛋白的作用充其量也就是可为肌肤增加一些保湿能力，不能根本地改变肤质。因此想通过口服、涂抹胶原蛋白来延缓皮肤老化是很困难的。

三、食物蛋白质营养价值的评价

评价一种蛋白质的营养价值有多种方法，但总的来说，都是从"量"和"质"两个方面来评价。"量"即食物中蛋白质的含量多少；"质"即其必需氨基酸的含量及模式。此外，还应考虑人体对该食物蛋白质的消化、吸收利用程度。任何一种方法都是以某种现象为观察评价指标，具有一定的局限性。

（一）蛋白质的含量

蛋白质的含量是影响食物蛋白质营养价值高低的基本因素。人们的摄食量主要取决于满足能量的需要，而不是为了满足蛋白质的需要。评价食物蛋白质时绝不能离开含量而单纯谈质量。即使营养价值高，但如果含量低，也无法满足人体氮的平衡，也不能发挥优良蛋白质应有的作用和满足人体的需要。

食物蛋白质含量可用凯氏定氮法测量。蛋白质平均含氮量为16%，用测得的氮含量乘以系数6.25，即可得到蛋白质的含量。

（二）蛋白质的消化率

蛋白质的消化率，是指食物中蛋白质能够被肠道消化吸收的程度。蛋白质消化率越高，被人体吸收利用的可能性越大，其营养价值也越高。通常以蛋白质中被消化吸收的氮的数量与该种蛋白质的含氮总量的比值来表示。

食物蛋白质消化率除受人体因素影响之外，主要受食物因素的影响，如食物的品种、加工和烹调方法、其他营养素的存在等。一般来说，动物性食物的消化率高于植物性食物。如牛奶、鸡蛋的蛋白质消化率分别为95%、97%，而玉米和大米的蛋白质消化率分别为85%和88%。

（三）蛋白质的质量——PDCAAS

蛋白质质量评价是国际上非常关注和有争论的主要课题。评价蛋白质的方法应能准确和精确区分个别蛋白质对人类生物学需要的相对效能。过去用蛋白质功效比值(PER)及未校正的氨基酸评分（AAS）评价蛋白质质量，而用蛋白质消化率校正的氨基酸记分法(Protein Digestibility-Corrected Amino Acid Score, 简写为：PDCAAS)衡量和表达蛋白质的质量是目前简易而又准确的方法。

用PDCAAS来评价食物蛋白质的质量是从以下三方面考虑的：① 食物蛋白质的必需氨基酸组成；② 食物蛋白质的消化率；③ 食物蛋白质能提供人体必需氨基酸需要量的能力。PDCAAS高于等于1.0的蛋白质都是能满足人体必需氨基酸需要量的质量相等的高质量蛋白质，PDCAAS低的要么难以吸收，要么必需氨基酸含量有限。0分则表示这种蛋白质缺乏某些人体必需的氨基酸，如果只吃它，吃多少都不能满足人体需求。

【小贴士】

不同食物来源的蛋白质的 PDCAAS 值对比

蛋白质来源	PDCAAS	蛋白质来源	PDCAAS
分离大豆蛋白	1.00	燕麦粉	0.57
大豆	0.405	豌豆粉	0.69
牛奶酪蛋白	1.00	花生	0.52
鸡蛋白	1.00	小麦	0.40
牛肉	0.92	大米	0.5
胶原蛋白	0	葵花籽	0.37

（四）蛋白质的互补作用——学会多样化饮食及荤素搭配

将不同种类的食物互相搭配混合食用时，可以使其中相对不足的必需氨基酸（限制氨基酸）相互补充，通过取长补短来提高蛋白质的营养价值，更接近人体所需的氨基酸模式，这就是蛋白质的互补作用。

例如：面粉与大豆及其制品同吃，大豆蛋白质中丰富的赖氨酸可补充小麦蛋白质中赖氨酸的不足，从而使面、豆同食时蛋白质的生理价值提高。在生活中类似的例子有很多，如"素什锦"以豆制品、蘑菇、木耳、花生、杏仁配在一起；"腊八粥"以大米、小米、红豆、绿豆、栗子、花生、枣等一起煮食，都可以达到蛋白质互补作用，比单吃一种食物时蛋白质的利用率高。

为充分发挥食物蛋白质的互补作用，在调配膳食时，一般遵循三个原则：一是选择的食物种属越远越好；二是搭配的种类越多越好；三是食用时间越近越好。

【小贴士】

多样化饮食

食物多样化不仅是食物原料的多样化（食物的原料应当在15种以上，并且不包括调味品），还应是食物类别的多样化（动植物及食用菌的搭配）。事实证明，多样化饮食是提高蛋白质营养价值，减少或避免生病的一种最简单的方式。

案例分享

日本学生每天吃的食物种类多达30种左右！

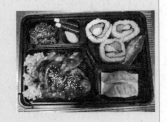

日本一直以来重视学生的午餐和健康，这成了日本的骄傲。日本政府数据显示，日本的儿童肥胖率在世界上是最低的，日本大部分中小学都聘用营养专家，他们的任务之一就是帮助那些挑食或其他饮食习惯不健康的孩子。对于挑食的学生会对其进行重点指导，并要求其尽可能吃完营养午餐，以改变其挑食的毛病。

大多数中小学都配有1名营养师，少数学校是两所学校配1名营养师。一般来说，午餐菜谱由专门的营养师制定，学校的午餐非常丰盛，并且每天都不相同。日本学生每天吃的食物种类有30种左右。学校供应的集体餐的饭菜，每餐内容都有变化。

☑ 做一做

1. 观察与对比奶粉与蛋白粉、含乳饮料与纯牛奶的营养成分表的蛋白质含量。

2. 比较下列两个食谱，数一数其中的食品种类，看看哪个更符合蛋白质互补作用原理，属于多样化饮食。

食谱一

早餐：吐司面包3片、牛奶1杯；

午餐：肉丝面（配黄瓜丝、香菜）；

午点：曲奇饼干、饮料；

晚餐：馒头、红烧排骨、炒土豆丝，紫菜汤。

分析：食物种类为白面粉加猪肉等4种食品的组合。

食谱二

早餐：吐司面包2片、牛奶燕麦粥、咸鸭蛋、拍黄瓜；

午餐：肉丝荞麦面、凉拌胡萝卜海带丝、酸奶；

午点：橘子、开心果；

晚餐：米饭、芹菜炒香干、凉拌菠菜及紫菜蛋花汤。

分析：这份三餐的食物品种超过了15种，包括了粮食、蔬菜、水果、豆制品、奶类和肉类。

▣ 知识检测

一、判断题

（　　）1. 人体对蛋白质的需要量与性别、年龄、活动强度和生理状态无关。

（　　）2. 评价蛋白质营养价值都是从"量"和"质"两个方面来评价。

（　　）3. 鱼翅的蛋白质多属于不完全蛋白质，营养价值并不高，只是物以稀为贵而已。

二、单选题

1. 蛋白质主要组成元素的标志性元素是指（　　）。

　　A. 碳　　　　　　B. 氢　　　　　　C. 氮　　　　　　D. 氧

2. 依据蛋白质的互补作用原理，下列关于合理膳食搭配说法错误的是（　　）。

　　A. 每天膳食搭配的种类最好超过15种以上

　　B. 荤素搭配、粮豆菜混食、五谷杂粮有益健康

　　C. 搭配的食物种类最好同时吃

D. 有条件的话，最好暴饮暴食

3. 下列食物中蛋白质消化率较高的是（　　）。

   A. 香酥黄豆　　　　B. 豆浆　　　　　C. 豆腐　　　　　　D. 炖黄豆

4. 在营养学上，鱼翅富含的胶原蛋白质属于（　　）。

   A. 完全蛋白质　　　　　　　　　　B. 半完全蛋白质

   C. 不完全蛋白质　　　　　　　　　D. 优质蛋白

5. 下列不属于慎用蛋白粉的人群是（　　）。

   A. 肾病患者　　　　　　　　　　　B. 运动员

   C. 痛风患者　　　　　　　　　　　D. 肝病晚期患者

三、案例分析题

蛋白粉主要功效是促进身体肌肉蛋白合成，另外有提高免疫力的作用，因此常在术后恢复期的病人中使用。运动人群摄入蛋白粉通常是为了达到修饰肌肉线条、增长肌肉力量的目的。此外，还有助于消除疲劳，促进恢复。然而，过多摄入蛋白类成分，会使体内有机酸代谢物过多，反而加重肾的负担，严重的还会引起痛风。因此，不要盲目补充蛋白粉。

请通过资料分析蛋白粉不适宜人群有哪些。

案例分析参考：

对于健康人而言，只要坚持正常饮食，蛋白质缺乏这种情况一般不会发生。奶类、蛋类、肉类、大豆、小麦和玉米中的必需氨基酸种类齐全、数量充足、比例适当。因此，我们只要坚持食物丰富多样，就完全能满足人体对蛋白质的需要，没有必要再补充蛋白粉；对于普通健身者来说，只为保持身体健康而进行的健身活动，不需要进行蛋白粉的补充。一般来说，痛风患者、肝肾功能障碍患者等都不适合盲目补充蛋白粉。

任务 3　认识脂类

案例引入

为什么说橄榄油是"地中海饮食"的头号功臣？

"地中海饮食"是指位于地中海沿岸的南欧各国的日常饮食，以水果、蔬菜、干果、豆类、粗制的谷类为主；食用的油类主要是橄榄油，而肉类则以鱼肉和禽肉为主，并适量饮用果酒。其心血管疾病、糖尿病以及直肠癌等的发病率远远低于其他欧美国家，而且死亡率也较低。可见饮食结构隐含的健康之道。

　　"地中海饮食"结构中，一般脂肪的总摄入量较低，而且其中大部分来自橄榄油，实验证明橄榄油有助于降低血脂水平，防止形成微小的血液凝块，从而有效避免产生动脉硬化和阻塞等心血管疾病。所以称橄榄油是"地中海饮食"人们健康的头号功臣。

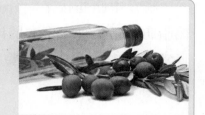

【想一想】

　　1. 试比较"地中海饮食"跟我国居民饮食结构的异同。

　　2. 你能说说家里日常食用油有哪些种类吗？你认为其中哪种油更有益健康？

【案例分析】

　　脂肪是人体每天饮食中不可缺少的重要组成。然而，研究发现，与高脂肪饮食有关的心脑血管疾病已经成为危害人类健康的第一大杀手，并且还处于上升趋势。大多数人平时并无症状，体检抽血化验才能发现血脂异常。为此，我们要学习关于脂肪的组成、功能及其与人体健康的关系知识，生活中学会选脂、控脂，以提高生命质量。

📖　知识准备

一、脂类的组成

　　脂类是类脂和脂肪的总称。

　　类脂是一种在性质上与脂肪相类似的物质，种类很多，主要包括磷脂、固醇类等。磷脂包括卵磷脂、脑磷脂等；固醇类比如我们较熟悉的有胆固醇，它是脑、神经、肝、肾、皮肤和血细胞膜的重要构筑成分，是合成固醇激素和胆汁酸的必需物质，对人体健康非常重要。但是人体血液中胆固醇又分为高密度胆固醇和低密度胆固醇两种，前者对心血管有保护作用，通常称为"好胆固醇"；后者若偏高，冠心病的危险性就会增加，通常称为"坏胆固醇"。血液中胆固醇含量每单位在 140～199 mg，是比较正常的水平。

　　脂肪俗称油脂，食物中的油脂主要是油和脂肪，一般把常温下是液体的称作油，而把常温下是固体的称作脂肪。

膳食中脂肪按来源分主要有动物性脂肪和植物油两大类。动物性脂肪包括各种家畜禽的肉类、水产品、奶油等；植物油多为液体，日常膳食中的植物油主要有豆油、葵花籽油、红花油、亚麻油、紫苏籽油、鱼肝油等。

【小贴士】

大豆卵磷脂

作为一种功能性健康保健品，其主要功效为血管的"清道夫"，促进心脑血管健康；化解胆结石，增强记忆力，促进大脑发育，预防老年痴呆症；可以作为糖尿病患者、孕产妇及美容护肤的营养保健品。

二、脂类的结构及分类

脂类主要是由碳、氢、氧三种元素组成，有些脂类含有少量的磷、氮等元素。而脂肪分子是由甘油和脂肪酸组成的甘油三酯，其中甘油的分子比较简单，而脂肪酸的种类和长短却不相同，使得脂肪的性质和特点主要取决于脂肪酸，不同食物中的脂肪所含有的脂肪酸种类和含量不一样。自然界中有40多种脂肪酸，因此可形成多种脂肪酸甘油三酯。

脂肪酸可分为三大类：饱和脂肪酸、单不饱和脂肪酸（如油酸）、多不饱和脂肪酸（如亚油酸、亚麻酸、花生四烯酸等）。一般来说，动物性脂肪中含饱和脂肪酸较多（鸡鸭鱼油除外），植物油中含多不饱和脂肪酸较多（棕榈油、椰子油除外）。

【小贴士】

反式脂肪酸

植物油的氢化、精炼及高温过程会产生反式脂肪酸。除了油炸食品，还包括烘焙甜点如蛋糕、甜甜圈均不同程度含有反式脂肪酸。研究表明，长期、过多摄入反式脂肪酸，可增加心血管疾病的风险。食物包装上一般食物标签列出成分如称为"氢化植物油""氢化脂肪""植脂末"或"人造酥油""植物奶油"或"shortening"即含有反式脂肪酸。

三、脂肪的营养价值的评价

脂肪在人体营养中占据重要地位，人体所需总能量的10%～40%

是由脂肪提供的。脂肪的主要功能是供给热量，其供热量较相同质量的蛋白质和碳水化合物多一倍，一般正常人每天摄入的脂肪在50～80 g。此外，脂肪还提供人体的"必需脂肪酸"，起着调节人体重要生理功能的作用。因此，生活中正确评价食用油的营养价值，做到科学选油、控油，对于健康尤为重要。食物或食用油的脂肪营养价值的评价多依据以下三大指标。

（一）脂肪的消化率

脂肪的消化率与它的熔点有关，熔点越低，越容易消化，而消化率越高，则其营养价值也越高。

一般来说，植物油的熔点接近或低于人体体温，其消化率高；而动物油熔点在50℃以上的，则不容易消化吸收。植物油如芝麻油、菜籽油的消化率一般可达到100%。动物脂肪如牛油、羊油，熔点都在40℃以上，消化率较低，为80%～90%。

（二）脂溶性维生素的含量

有些维生素只溶于脂肪及有机溶剂，称为脂溶性维生素，这些脂溶性维生素是维持人体健康所必需的。故维生素含量越高的脂肪，其营养价值越高。

动物贮存的脂肪中几乎不含维生素，一般器官脂肪中含量亦不多。但肝富含维生素A和D，奶和蛋中的脂肪也富含维生素A和D。植物油一般富含维生素E。动物油如鱼肝油、奶油（奶中脂肪）、蛋黄油中维生素A、D含量较多，并且其脂肪呈分散细小微粒状态，很容易被人体消化吸收利用，所以这些食品脂肪的营养价值也较高。

（三）必需脂肪酸的含量

必需脂肪酸如亚油酸、亚麻酸都属于不饱和脂肪酸，人体不能自身合成，只能从食物或食用油中摄入，缺少则对人体健康不利。

通常，饱和脂肪酸可使血清胆固醇量增高，不饱和脂肪酸可降低血胆固醇及甘油三酯，减少血小板的黏附性。所以膳食中饱和脂肪酸、单不饱和脂肪酸、多不饱和脂肪酸的比例以1∶1∶1为宜，这样既照顾到必需脂肪酸的供应，又可预防一些与脂肪营养有关的疾病（如冠心病、脂肪肝）的发生。

植物油中必需脂肪酸如亚油酸和亚麻酸的含量比较高，因此，植物油是人体必需脂肪酸的良好来源。一般认为，植物油的营养价值比动物脂肪高。

【小贴士】

脂肪肝

脂肪肝是指由于各种原因引起的肝细胞内脂肪堆积过多的病变。脂肪肝已被公认为是引起隐蔽性肝硬化的常见原因，但它属可逆性疾病，早期诊断并及时治疗常可恢复正常。

✓ 做一做

看一看这些生活中的控油小招数，比一比生活中你和家人做得如何？

1. 多选蒸、煮、炖，少用油炸、煎、烤等；

2. 多选鱼、禽和瘦肉，少吃肥肉、内脏等；

3. 讲究荤素搭配，多吃水果蔬菜；

4. 蔬菜生吃或焯水替代重油爆炒；

5. 炖汤时撇去浮油；

6. 多使用不粘锅；

7. 控制好油温；

8. 用豆制品替代奶制品；

9. 用刨冰替代冰激凌。

📖 案例分享

"暴走妈妈"割肝救子，感动中国！

"暴走妈妈"陈玉蓉，用大山一般的坚韧叩响了割肝救子之门，迅速引爆全国关注，陈玉蓉也最终获得"2009感动中国"年度人物。

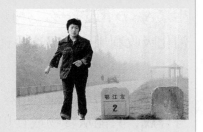

儿子出现严重肝硬化，需要进行肝移植手术。母亲愿意供肝，却因患有重度脂肪肝不合格。捐肝救子的手术无奈被取消，医生说，要救孩子，你先试试减肥，才有可能减去脂肪肝。于是，55岁的陈玉蓉每天暴走10千米，共计211天，双脚行走2 000多千米，春去秋来，风雨无阻。七个月里，陈玉蓉走破了四双鞋，体重减掉了8 kg。终于，奇迹发生了，她的脂肪肝消失了，符合肝移植条件。同济医院消化内科主任田德安教授连声感叹，从医几十年，还没见过一个病人能在短短7个月内消除脂肪肝，"没有坚定的信念和非凡的毅力，肯定做不到！"

知识检测

一、判断题

（　　）1. 脂类就是脂肪。

（　　）2. 脂肪和糖类都是由碳、氢、氧三种元素构成，它们的发热量都是一样的。

（　　）3. 一般来说，植物油的营养价值低于动物油。

（　　）4. 膳食脂肪摄入过高对身体不利，所以摄入量越少越好。

（　　）5. 植物油富含维生素E，而动物油不含任何维生素。

二、单选题

1. 下列可能含有较多反式脂肪酸的是（　　）

　　A. 人造奶油　　　　B. 大豆油　　　　C. 猪板油　　　　D. 橄榄油

2. 下列关于调和油广告中1∶1∶1的正确含义是（　　）

　　A. 三种油的比例

　　B. 三种饱和脂肪酸的比例

　　C. 三种不饱和脂肪酸的比例

　　D. 饱和脂肪酸、单不饱和脂肪酸、多不饱和脂肪酸的比例

三、案例分析题

特级初榨橄榄油酸度不超过1%，是用成熟的橄榄鲜果在24小时内采用纯物理方法压榨出来的，无任何防腐剂和添加剂，质量最好；初榨橄榄油是第二次榨取获得，酸度不超过2%；精制橄榄油是初榨橄榄油或特级初榨橄榄油和其他油脂的混合物，酸度为1.5%；橄榄果渣油是用化学溶剂从橄榄果渣中浸出的油，不能食用，能用于美容或特定行业。

请你分析为什么特级初榨橄榄油价格最贵，是不是只适合凉拌食用。

案例分析参考：

特级初榨橄榄油加工环节最少，是一种纯天然果汁，完好地保存了原果实的口味和香气，最具保健美容价值，而且多为进口，故价格最贵。

由于橄榄油油烟点高，油烟少，在一定温度下重复使用4～5次而不影响品质。它不仅可以用来煎炒烹炸，烘焙烧烤各类美食，也可凉拌，还可以用来护肤，每天早上空腹喝两勺还具有保健作用。若烹调温度超过200℃时，就会损坏其中的多酚化合物，降低营养价值。因此，橄榄油最好的食用方法是直接点在煮好的蔬菜里，或起锅前加橄榄油拌炒，能最大限度地保存营养成分。

任务 4　认识维生素

目目　案例引入

为什么说"豆芽"拯救了郑和远洋船队？

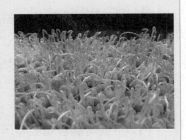

　　我国明代郑和率领的庞大中国远洋船队前后共7次下西洋，人数多达2.8万人，每次航行时间2~3年，郑和的航行之举远远超过将近一个世纪之后的葡萄牙、西班牙等国的航海家，如麦哲伦、哥伦布、达·伽马等人，堪称是"大航海时代"的先驱。

　　在那个时代，远洋航队船员经常发生"怪病"：初起时，牙龈肿痛出血，溃烂坏死，引致牙齿松动脱落。严重者皮下瘀斑，内脏出血，贫血消瘦，直至死亡。然而郑和的船队从来没有患过类似疾病而死亡，这点在世界航海史上还属于伟大的首创。

　　后经研究发现，"怪病"是由于航程中饮食单调，特别是缺乏新鲜蔬菜和水果导致的，而郑和的船队不仅船上养有鸡鸭，还可以种菜，特别是供应中国特色的"豆芽"，所以避免了灾难的发生。

【想一想】

　　1. 你认为豆芽是否可以代替其他蔬菜水果？

　　2. 你知道豆芽中的哪种营养素具有防止"怪病"发生的作用吗？

【案例分析】

　　案例中的"怪病"又称为"坏血病"，是由于严重缺乏存在于蔬菜水果中的维生素C而导致的营养素缺乏症。

　　维生素顾名思义，其实就包含有维持生命元素的意义。现在已知的维生素已经有20多种，随着人们生活水平的提高，膳食中的糖类、蛋白质及脂肪摄入量不再缺乏，反而由于挑食偏食，可能会导致维生素、矿物质的缺乏。

　　知识准备

一、维生素的命名及分类

　　维生素按英文"Vitamin"音译又叫维他命，是维持人体正常生命活动，促进人体生长发育和调节生理功能所必需的一类微量小分子有机化合物的总称。维生素不是构成人体组织的材料，也不为人体提供能量，但却在调节物质代谢和能量代谢中起着十分重要的作用。如果维生素长期摄入不足，会影响人体正常代谢和生理功能，严重的会引起一系列维生素缺乏病。

根据溶解性一般将维生素分为水溶性维生素和脂溶性维生素两大类。

水溶性维生素可溶解在体内的水溶液中，过量摄取可随尿液排泄出体外，所以对人体的毒害作用的可能性较小，常见为片剂或泡腾片，有利于口服溶于水后吸收。主要包括维生素B_1、B_2、C、PP、B_6、B_{12}、叶酸、泛酸、生物素和维生素C_9。

脂溶性维生素不能够溶解于水，只能够溶解储存在脂肪当中，过多食用会对人体组织产生危害。主要包括维生素A、D、E、K四种，多为含油胶囊，在油脂作用下促进吸收。

维生素存在于天然的食物中，大多不能在体内合成，或合成量甚少，在体内的储存量也很少，但却是维持人体正常生理机能绝对不可缺少的，因此必须经常由食物中摄取。

各种食物中所含维生素的种类和含量差异也较大，有些维生素很容易在食品加工、储存过程中受到破坏。因此，合理选择食物，正确地加工和烹调，对保证人体获得足够的维生素是非常重要的。

二、常见维生素的功能及与健康的关系

（一）维生素 A——明眸皓齿的功臣

维生素A又称为视黄醇，对人体的生长、视觉和生殖功能都很重要，对神经系统和内分泌有调节作用，同时对上皮组织的生长、增生和分化有重要调节作用。缺乏者主要易患眼干燥症、夜盲症、皮肤粗糙等。其中，夜盲症俗称"雀蒙眼"，在夜间或光线昏暗的环境下视物不清，行动困难。由于饮食中缺乏维生素A或因某些消化系统疾病影响维生素A的吸收，致使视网膜杆状细胞没有合成视紫红质的原料而造成夜盲。这种夜盲是暂时性的，只要及时补充维生素A的不足，很快就会痊愈。

维生素A一般存在于动物性原料如动物肝脏尤其是鱼肝、蛋黄、奶及奶制品中。而有色蔬菜如胡萝卜、西红柿、菠菜、红薯及红黄色水果如杏、柿子含有一种叫"胡萝卜素"的天然色素，被人体吸收后

可转变为维生素A，故又称为维生素A原。

（二）维生素D——阳光维生素

维生素D和其他维生素不同，它是唯一可以由人体自身合成的维生素，因为在受紫外线照射后，人体内的胆固醇能转化为维生素D。所以又被称为"阳光维生素"。

维生素D的主要功能是促进人体对钙磷的吸收并且沉积在骨骼上，从而使骨骼钙化，对增高有很大作用。因此，缺乏维生素D会导致少儿佝偻病和成年人的软骨病。维生素D主要存在于动物性原料如动物奶油、鱼肝油、蛋黄和肝中。

【小贴士】

鱼肝油

鱼肝油也称"肝油"，是一种从鳕鱼等海洋鱼类肝脏中提取的油，通常作为营养品或者药品用来补充人体所需的维生素A和维生素D，常用于防治夜盲症、角膜软化、佝偻病和骨软化症等，对呼吸道上层黏膜等表皮组织也有保护作用。

（三）维生素E——青春之素

自由基是人体氧化过程中的产物，它可损害脱氧核糖核酸、胶原蛋白，破坏组织细胞并导致皱纹、老年斑、老年痴呆等，可以说，自由基就是人体衰老的罪魁祸首。而维生素E能捕获并能中和自由基，所以不仅能延缓面部皮肤衰老，更能维持心血管"年轻"，所以又被称为"青春之素"。

另外，维生素E又称抗不育维生素，能用于治疗心、脑血管疾病，辅助治疗习惯性流产、不孕症等。

在自然界，维生素E广泛分布于压榨植物油，如葵花籽、芝麻、玉米、橄榄、花生、山茶、大豆。另外蛋黄、牛奶、水果、莴苣叶等食品中含量也较丰富。

（四）维生素B_1——有效抵抗神经炎

维生素B_1又称硫胺素，是维生素中发现最早的一种。我们的身体无时无刻不在进行着新陈代谢，而人体热量主要来自碳水化合物的代谢过程，维生素B_1最重要的作用就是作为辅酶参加碳水化合物代谢，使这个过程能够顺利地进行。另外，维生素B_1还有增进食欲与消化功能，维护神经系统正常功能等作用。当身体缺乏维生素B_1时，热能代谢不完全，会产生丙酮酸等酸性物质，进而损伤大脑、神经、心脏等器官，由此出现一系列症状，如呕吐、厌食、便秘或腹泻、烦躁、某些神经反射减退或消失，严重的有心律加快、全身水肿，直至发生心力衰竭，称为维生素B_1缺乏病又称为"脚气病"。可能不少人认为"脚气病"就是"脚气"，其实，我们常说的"脚气"是一种真菌引起的脚癣，而"脚气病"却是维生素B_1缺乏病。

维生素B_1广泛存在于天然食物中，其含量还受到加工、烹调的影响，生活条件越来越好的我们吃得越来越精细，大部分人吃的是精白米面，豆类在主食中占的比例也越来越小；这些原因都易造成维生素B_1的缺乏，而未经精制的谷类内含有大量的维生素B_1，因此多吃全麦面包、糙米、胚芽米、胚芽面包等便能摄取足够的维生素B_1。另外，猪瘦肉、动物肝脏、花生、芝麻、海苔片等中的维生素B_1含量也极为丰富。

（五）维生素 B_2——口腔溃疡的克星

维生素B_2是维生素B族成员之一，又称核黄素。主要参与糖、蛋白质和脂肪的代谢，增强机体抵抗力，维持皮肤及黏膜的健康。

富含维生素B_2的食物有很多，如动物肝、蛋奶类和水果中的苹果、橘、橙。维生素B_2在动物内脏中含量较高，谷物中主要分布在外皮，随着加工碾磨即遭到大量损失，而蔬菜瓜果中除豆类和坚果及食用菌藻类之外含量较低，因此容易摄入不足而发生皮肤、黏膜的炎症，如口腔溃疡、脂溢性皮炎，治疗应多食用动物肝、肾、心，经常吃豆类、坚果，以及发酵类食品（酵母中含量也很丰富），最好每天喝牛奶，1瓶牛奶可补充1天所需核黄素的1/4。

（六）叶酸——孕期必不可少

叶酸是一种水溶性B族维生素，因为最初是从菠菜叶子中分离提取出来的，故名叶酸。叶酸最重要的功能就是制造红细胞和白细胞，增强免疫能力，孕妇对叶酸的需求量比正常人高4倍，这是因为孕早期是胎儿器官系统分化，胎盘形成的关键时期，细胞生长、分裂十分旺盛。此时叶酸缺乏可导致胎儿畸形，主要表现为无脑儿、脊柱裂等神经管畸形，也可能引起早期的自然流产，所以备孕女性和孕妇都需要补充叶酸。

天然叶酸广泛存在于动植物类食品中，含叶酸的食物很多，但由于叶酸遇光、遇热就不稳定，容易失去活性，所以人体真正能从食物中获得的叶酸并不多。叶酸含量较高的天然食材有燕麦、蛋黄、肝脏、西蓝花、胡萝卜、猕猴桃等。

（七）维生素 C——免疫高手

维生素C又称"抗坏血酸"，即预防坏血病的维生素。它是维持微血管组织正常不可缺少的物质，可以增强毛细血管壁的致密度，减低其通透性及脆性、防止炎症病变的扩散，促进肉芽组织生长及伤口愈合。对牙齿、骨骼、肌肉的正常功能及抗病能力也有重要意义。所以说它是"免疫高手"。

维生素C主要存在于新鲜蔬菜、水果中，特别是柿子椒、橘子、鲜枣、西红柿等中。缺乏维生素C的初步症状主要为牙龈肿胀出血等，建议每人每天维生素C的摄入量最低不少于60 mg，半杯（大约100 mL）新鲜橙汁便可满足需要。

案例分享

饮食补充维生素最安全！

维生素对人体的重要性已经被我们广泛地认识并重视，适当地补充维生素对于一些小症状也有一定的缓解作用。不过要知道，即使是益处多多的维生素，也不能当作保健品天天补充。从饮食中补充，才是最天然安全的方式。

专家认为，人体所需的维生素包括了维生素A、B、C、D、E等，每天需要摄入的食物能达到平衡，就可以从食物中获得适量的维生素，不必额外补充。这是维生素补充的基本原则。

例如支持身体多种功能运作的维生素B族，只要在一天三餐主食（大米）中，三分之一换成粗粮，就已经足够补充每天所需的维生素B族的量。维生素C更是广泛地存在于各种新鲜的水果蔬菜中，很容易就达到标准建议的100 mg/天，几乎不需要额外再补充。

做一做

观察比较不同维生素补充剂，如维生素E胶囊、鱼肝油、维生素B_1片、维生素C片，分别将它们与试管中的水混合，观察它们溶解性的不同。

知识检测

一、判断题

（　　）1. 维生素既不产生热量，也不是构成组织的原料，而且人体对其的需求量也很微小，所以它对人体健康微不足道。

（　　）2. 当人体晒太阳时，在紫外线作用下，人体能产生促进钙吸收的维生素D。

二、单选题

1. 下列属于水溶性维生素的是（　　）。

    A. 维生素A　　　　　　　　　　　　B. 维生素B族

    C. 维生素D　　　　　　　　　　　　D. 维生素E

2. 食物中的胡萝卜素经人体消化吸收后可转化成（　　）。

    A. 维生素A　　　　　　　　　　　　B. 维生素C

    C. 维生素E　　　　　　　　　　　　D. 维生素D

3. 下列可作为抗氧化剂加入动物油中延长油的保质期的维生素是（　　）。

    A. 维生素A　　　　　　　　　　　　B. 维生素D

    C. 维生素C　　　　　　　　　　　　D. 维生素E

三、连线题（将下列维生素与其缺乏症连线）

维生素A	坏血病
维生素B_1	未老先衰
维生素C	夜盲症
维生素D	佝偻病
维生素E	口腔溃疡
维生素B_2	脚气病

四、案例分析题

大家都知道维生素A和维生素D是人体生长发育的必需物质，尤其对胎儿发育、儿童视力发育、骨骼生长有重要作用。因此，很多婴幼儿食品中都添加了维生素A和维生素D，如AD钙奶、AD饼干，甚至补充维生素A、维生素D的保健食品鱼肝油在各大超市也屡见不鲜，然而2014年媒体报道了一些生产经营者为了盈利，在明知道鱼肝油类产品属于国家规定的药品范畴的情况下，依然违规将鱼肝油加入婴幼儿食品。此后，各大超市中售卖的鱼肝油类食品纷纷下架，维生素A、维生素D的补充问题成了各位家长心中最大的疑问。

请你利用所学知识分析维生素A、维生素D是否需要补充，如何补充。

案例分析参考：

维生素A和维生素D在日常的饮食中有一定含量，如动物肝、全脂奶、蛋黄含比较丰富的维生素A，而维生素D主要存在于海鱼、动物肝、蛋黄和瘦肉中，母乳和一般奶制品的维生素D含量较少，谷物和蔬菜中则更少。仅通过饮食是很难获取足量维生素A、维生素D的。对于广大婴幼儿家长来说，除了加强饮食营养搭配以及让婴幼儿适量多晒太阳（促进体内维生素D的合成），在医生和专业营养师的指导下，科学补充维生素A、维生素D，才是正确的做法。

任务 5　认识矿物质

案例引入

补钙越多越有益长个子吗？

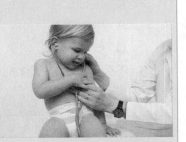

　　据了解，很多家长认为，多给孩子补钙孩子会长得快，同时还会增强孩子的免疫力。近日，记者走访了省城的各大医院儿科门诊，了解到，由于不良生活习惯或不科学地补钙等，影响了孩子的内分泌功能，导致生长发育障碍的患儿日益增多。医院儿科专家提醒，儿童不要盲目补钙，否则会影响儿童生长发育。

　　专家举例说，儿科门诊曾接诊过不少孩子，家长为了让其长高个，从小就大量补钙助长，结果本来一天喝两包牛奶就够了的孩子，还要在大人的要求下吃钙片、喝营养口服液。结果适得其反，孩子由于摄入钙质过量，骨"老化"过早，以致生长缓慢。等到家长觉得孩子身高不足时，孩子的骨龄已明显偏大，生长潜力也已受损。

【想一想】

　　1. 本案例中的家长给孩子补的是什么？

　　2. 你曾经补过钙吗？怎么补的呢？

【案例分析】

　　从补钙误区的产生过程可以看出：人们对矿物质营养知识的了解还存有盲点。其实，矿物质和维生素一样，是人体必需的营养素之一。在人体内，约96%是有机物和水，剩余4%为无机元素（即矿物质）。矿物质也不能在人体内合成，主要通过食物及水摄入，而且在人的生命活动中具有不可或缺的重要作用。

📖 知识准备

一、矿物质的组成及分类

矿物质又称无机盐，是人体内无机物的总称，是地壳中自然存在的化合物或天然元素。人体中的各种元素主要以有机化合物如蛋白质、脂肪和糖类的形式存在外，其余的均以无机化合物形式存在，统称为矿物质或无机盐。

人体几乎含有自然界存在的所有元素，但它们的含量差别很大。在从人体中已检出的81种元素中，按它们在体内的含量和膳食中的需要不同，可分为常量元素和微量元素两大类。

人体必需的矿物质有钙、磷、钾、钠、氯等需要量较多的常量元素，又称宏量元素，每种常量元素的标准含量大于人体总重量的0.01%。铁、锌、铜、锰、钴、钼、硒、碘、铬等需要量少的微量元素又称痕量元素，它们在人体内存在的浓度很低，每种微量元素的标准含量小于人体总重量的0.01%。但无论哪种元素和人体所需蛋白质相比，量都非常少。

二、常见矿物质的功能及与健康的关系

（一）钙（Ca）——骨骼卫士

钙是人体必需的常量元素之一。它是人体含量最高的矿物质元素，占人体重量的1.5%～2%。它不仅是构成骨骼和牙齿的主要原料，还有维持神经肌肉正常的兴奋性等多种功能，甚至有科学家说："生命的一切运动都不可能缺少钙。"

我国现有的膳食结构营养调查表明，居民钙摄入量普遍较低，因此钙缺乏症是较常见的营养性疾病。主要表现为骨骼的病变，如婴幼儿的佝偻病、成年人的骨质疏松。预防是根本性的解决措施，而补钙的关键是吸收，乳和乳制品中钙含量和吸收率均较高，是人体理想的钙源。虾皮、鱼、海带含钙量较多，豆制品、芝麻酱也是钙的良好来源，绿叶蔬菜如油菜、芹菜叶含钙量也较多。

为了加强和促进钙的吸收，要充分利用有利于钙吸收的因素，如维生素D、乳糖、酸性介质及充足的蛋白质供应和适宜的钙磷比值等。当然，不容忽视的还有要抑制和避免影响钙吸收的因素，如脂肪摄入过多、植物中大量植酸和草酸、过量的乙醇、尼古丁等均可影响钙的

吸收。

（二）铁（Fe）——贫血"终结者"

铁主要贮存在血液的血红蛋白中，是合成人体血红蛋白、肌红蛋白的原料，参与氧的转运和交换过程。同时也与大脑及神经功能、衰老过程等有着密切关系。

缺铁是造成缺铁性贫血的重要原因，婴幼儿、孕妇、老年人较多见。铁缺乏被认为是全球三大"隐性饥饿"（微量营养元素缺乏）之首，全球约有1/5的人患缺铁性贫血。

缺铁性贫血除了在严重的情况下之外一般没有明显的症状，主要表现为人面色苍白、头发枯黄、体力跟不上、迷迷糊糊睡不醒、抵抗力不强、经常生病等。缺铁性贫血严重影响儿童的体格、智力发育及其成年后从事体力和脑力劳动的能力，对育龄妇女则不仅危害其自身健康，更可能影响下一代健康。

铁广泛存在于动物食品如肝、肾、心、血液中，最好的补铁食物还是动物性食物，如牛、羊肉这类红肉，含铁量都在10%以上，还有动物血、鱼肉、肝，含铁量都很高。猪肝的含铁量为25%、猪血的含铁量为15%。

膳食中铁的生物利用不仅受膳食中多种因素影响，而且与人体的铁营养状态和生理状态有关。动物血、肝、牛肾，大豆、黑木耳和芝麻酱是丰富的铁来源，瘦肉、红糖、蛋黄、干果、猪肾是良好的铁来源，菠菜、豌豆、扁豆、谷物和鱼类是一般的铁来源。但奶类特别是牛奶含铁低，长期单纯以牛奶喂养婴儿极易发生缺铁性贫血。豆类、一些蔬菜以及蛋黄含铁较多，但吸收率较低。此外，对于易发生缺铁性贫血的人群必须额外补硫酸亚铁、葡萄糖酸亚铁等铁剂。

（三）锌（Zn）——智力身高元素

正常成人含锌 $1.5 \sim 2.5$ g，其中60%存在于肌肉中，30%存在于骨骼中。身体中锌含量最多的器官是眼、毛发和睾丸。锌可促进生长发育、性成熟，缺锌影响胎儿脑的发育。锌是"智能元素"，缺锌不仅厌食，异食，而且发育迟缓，智力低下。缺锌导致免疫功能下降，易感冒、腹泻，甚至患软骨病和龋齿。缺锌还影响儿童视力和记忆力，锌对胰腺、性腺、脑下垂体正常发育也有重要作用。近年来发现有90多种酶与锌有关，体内任何一种蛋白质的合成都需要含锌的酶。缺锌可使味觉减退、食欲缺乏或异食癖、免疫功能下降，伤口不易愈合。青春期男女脸上常长出粉刺，缺锌是可能原因之一。

动物性食物是锌的主要来源，所有食物中锌含量最高的是牡蛎，其次是红色肉类、肝、海鱼和蛋，豆类及谷类也含有锌。如豆芽、花生含锌也较丰富，但吸收率低。谷类等含锌与当地土壤含量有关。

（四）碘（I）——"克丁病"的克星

"克丁病"俗称呆小病，是由于缺碘导致的痴呆，患者身材矮小、反应迟钝、痴呆、怕冷，多伴有聋哑症。先天性缺乏甲状腺或甲状腺功能严重不足，人体会出现一系列的代谢障碍，致使骨骼、肌肉和中枢神经系统发育迟缓或异常。

碘是首批确认的人类必需微量元素之一。碘具有调节人体能量代谢和物质代谢的作用，促进机体生长发育。碘是胎儿神经发育的必需物质。碘的主要来源是碘盐，海产品中的海带和紫菜含量最高。因此沿海地区食物含碘高，边远山区食物含碘低，所以边远地区碘缺乏症（俗称"大脖子"）发病率也较高。食用碘盐是防止碘缺乏最方便、最有效的措施。摄入碘过量时也会引起碘中毒，因此补碘应适度。

（五）硒（Se）——抗癌之王

硒是人体必需的微量元素之一，具有抗癌、保护心肌等重要功能。缺硒时，机体免疫功能降低，体内自由基产生增多，容易发生癌症和其他疾病。

科学界研究证实：硒是人体微量元素中的"抗癌之王"。血硒水平的高低与癌的发生息息相关，大量的调查资料说明，一个地区食物和土壤中硒含量的高低与癌症的发病率有直接关系。例如：某地区的食物和土壤中的硒含量高，癌症的发病率和死亡率就低；反之，这个地区的癌症发病率和死亡率就高，事实说明硒与癌症的发生有着密切关系。

现已知有40余种疾病与缺硒有关，例如在人体中，肝是含硒量多的器官之一，多数肝病患者体内均存在硒缺乏现象，并且病情越重，硒缺乏越严重。

海产品和动物内脏，如鱼子酱、海参、猪肾、牡蛎和蛤蜊硒含量较多。植物中的小麦胚粉、紫花生、干蘑菇、豌豆、扁豆等硒含量也较高。

案例分享

铁强化酱油——在酱油中加点铁

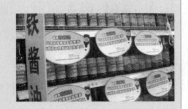

酱油是中国人在烹饪中几乎每天都要用到的调味品。我国有关研究机构进行了一项近4年的研究显示：在酱油中加入一种新型铁强化剂，能够有效防治铁缺乏和缺铁性贫血。

而在众多食品中，为什么选择酱油作为铁强化食物载体呢？大概有这样三方面的原因：酱油是我国居民食用很普遍的调味剂，使用方便，一般不会食用过量；酱油中含有较多复合氨基酸和多种有机酸，可以促进铁的吸收；新的铁强化剂在酱油中溶解度很好，而且也不会改变酱油的原有色泽和风味。实验表明，一天只要食用10～15 mL铁强化酱油，一年的补铁效果可以提高70%。这种剂量对人体是绝对安全的。

做一做

看一看不同品牌的矿泉水的标签，写一写标签里标示含有哪些矿物质？

知识检测

一、判断题

（   ）1. 矿物质是人体内无机物的总称，又称无机盐。

（   ）2. 矿物质与维生素被誉为黄金搭档，如维生素C与铁、维生素D与钙、维生素E与硒搭档。

（   ）3. 矿物质缺乏会导致相应的缺乏病症，所以补充时越多越好。

（   ）4. 世界卫生组织建议，一般人群平均每日摄盐量应控制在6 g以下。

二、单选题

1. 下列属于不利于补钙的物质是（   ）。

   A. 蛋白质   B. 乳糖   C. 醋酸   D. 脂肪

2. 下列食物中最有利于补铁的是（   ）。

   A. 牛奶   B. 菠菜   C. 猪肝   D. 蛋黄

3. 下列病症与缺锌无关的是（   ）。

   A. 长粉刺   B. 异食癖   C. 佝偻病   D. 伤口不愈

4. 下列不属于微量元素的是（   ）。

   A. 钙   B. 铁   C. 碘   D. 锌

三、连线题（将下列矿物质与其缺乏症连线）

硒　　　　　贫血

铁　　　　　呆小病

锌　　　　　癌症

碘　　　　　生长停滞

四、案例分析题

"黄金搭档"是以维生素及矿物质为主要原料制成的保健食品，其广告家喻户晓：维生素A和锌搭档，增强大脑智力；维生素C和铁搭档，提高免疫力；维生素D和钙搭档，促进钙吸收；维生素E和硒搭档，延缓衰老等。请你用所学知识分析其中的原理，并且利用食物搭配使营养素的补充事半功倍。

案例分析参考：

人体需要的营养素虽然不可能相互替代，但各种营养素之间是相互影响，相互依赖的。

1. 维生素A和锌搭档：锌在维生素A的代谢中起着重要的促进作用，可以帮助其吸收。食物搭配可以是西红柿炒鸡蛋、羊肉炖胡萝卜等。

2. 维生素C和铁搭档：一般来说，补铁时，最好同时吃点富含维生素C的食物，可使铁的吸收率增强5～10倍。食物搭配则可以餐前吃橘子、猕猴桃等含维生素C丰富的水果，就餐时搭配菠菜炒肝、青椒炒肉等。

3. 维生素D和钙搭档：维生素D能促进钙吸收，在食用牛奶、豆类、虾皮等含钙丰富的食品时，可多补充海鱼、蛋黄、鱼肝油等富含维生素D的食物。

4. 维生素E和硒搭档：维生素E是一种天然抗氧化剂，硒可促进维生素E的吸收，增强它的抗氧化作用；维生素E可增加硒的排泄，降低硒过量出现中毒症状。食物搭配如加芝麻的全麦面包，多种坚果混合在一起吃。

任务6　认识水

案例引入

"矿物质水"就是"矿泉水"吗？

2011年8月初，康师傅饮用矿物质水在电视广告中声称"选取优质水源"制造，然而网友调查却发现"康师傅瓶装饮用矿物质水在杭州的生产水源实际上就是市民日常生活使用的自来水"，并直指康师傅涉嫌虚假宣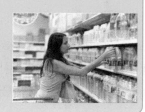

传。对此，杭州市工商局明确要求康师傅纠正这一"容易造成消费者认识偏差"的广告语，康师傅有关负责人才通过媒体向消费者表示抱歉，并决定"即刻修改广告与相关标签内容，以消除误解"。

在康师傅深陷"水源门"的同时，也牵扯出了瓶装饮用水生产行业的一个内幕：用自来水生产矿物质水或纯净水是该行业的普遍现象。

【想一想】

1. 你平时喝过哪些不同的水？你认为哪种水营养价值更高？为什么呢？

2. 你认为水作为营养素是否比其他营养素更加重要呢？

【案例分析】

水是生命的源泉，没有水也就没有生命。如果一个人不吃饭，仅依靠自己体内贮存的营养物质或消耗自体组织，可以活上一个月。但是如果不喝水，连一周时间也很难度过。但是该纪录不断被打破：2003年，美国魔术师大卫·布莱恩曾经成功"绝食但不绝水"44天。2004年，四川泸州市纳溪区的个体中医陈建民在四川碧峰峡进行49天绝食，打破大卫的纪录，引起全国媒体广泛关注。这些资料也足以证明水甚至比食物中的其他营养素更加重要！

📖 知识准备

一、水的主要生理功能

（一）水是构成人体的重要成分

水是人体需要量最大、最重要的营养素，也是人体最重要的成分，占成人体重的50%～60%，其含量与性别、年龄等有关。年龄越小，人体含水率越高，新生儿占体重的75%～80%。体内失水10%就威胁健康，如失水20%，就有生命危险，足可见水对生命的重要意义。

【小贴士】

脱水

脱水指人体由于病变如严重的呕吐、腹泻或大量出汗、出血等情况，消耗大量水分，而不能即时补充，造成新陈代谢障碍的一种症状，严重时会造成虚脱，甚至有生命危险，需要依靠输液补充体液。

（二）水是良好的溶剂和运输工具

水是人体除氧气以外赖以生存的最重要的物质，人体新陈代谢的一切生物化学反应都必须在水的介质中进行，水参与人体各种营养素的代谢过程，是营养素良好的溶剂，不仅氨基酸、葡萄糖、矿物质和很多其他水溶性的成分通过水路运输，脂类物质的表面一般都由一些水溶性蛋白包裹，因此也可以自由地在血液系统和淋巴组织中穿行。各种营养素的消化、吸收及新陈代谢都离不开水。

从另一方面看，水既是溶剂同时也是体内的清洁剂。蛋白质代谢产生的含氮废物可以溶解在血液里。肾能够从血液中滤除这些废物，与水一起以尿的形式排出体外。可以说，水是人体内各种生理活动和生化反应必不可少的介质，没有水，一切代谢活动便无法进行，生命也就停止了。

（三）水可以调节体温

要了解水分是如何调节体温的，可以先想像煮一壶开水。当水煮沸后熄火，开水不会马上降温，这就是水的"贮热"功能；然而，当我们打开水壶盖子，让水蒸气向外界逸散，在空气中蒸发，水壶中的水就会慢慢变凉。同样道理，当天气冷时，我们体内的水就拼命发挥"贮热"功能，能少流汗就少流汗；反之天气热时，外界气温升高时，人体可通过蒸发或出汗调节体温，以维持正常的体温，保持在36～37℃之间，避免体温过高。

当感冒发热时，多喝开水能帮助发汗、退热、冲淡血液里细菌所产生的毒素；同时，小便增多，有利于加速毒素的排出。

（四）水可作为人体润滑剂

大家都知道，皮肤缺水，就会变得干燥失去弹性，显得面容苍老。更重要的是，水以体液的形式，在机体的关节、肌肉及内脏器官中起润滑剂的作用，对人体的组织器官起一定的保护作用。还可预防泌尿系统结石、保护眼睛、有益呼吸、延缓衰老、缓解便秘、降脂减肥等。

二、生活中常见的水及与健康的关系

饮水的选择与人们的生活水平和生活习惯密切相关，人体饮水包括喝水、奶、汤和各种饮料，合理地选择饮水及饮料将有利于保障人体健康。我国大多数居民生活中常饮用的水有白开水、符合卫生要求的自来水、桶装水（纯净水或矿泉水）、茶水、碳酸饮料、咖啡等。

（一）白开水

白开水的来源是市政自来水，因当地的水质不同而有不同的pH。白开水含天然水中的有益矿物质，是符合人体生理功能的水。

但是现实生活中，可能存在管网老化、余氯等二次污染，这些污染物对人体健康是有害的。科学试验证明，长期饮用未烧开的水可增加人体患膀胱癌或直肠癌的比率。当水温达到100℃沸腾后，这些有害物质会汽化而挥发掉，从而避免对人体造成不利影响。如果能够深度净化，不失为一种更为大众化的健康水。我们建议：在水烧开后要把壶盖打开烧3分钟左右，让水中的酸性及有害物质随蒸汽蒸发掉。而且烧开的水最好当天喝，不要隔夜。

【小贴士】
千滚水
千滚水就是在炉上沸腾了一夜或很长时间的水，或是电热水器中反复煮沸的水。这种水因煮过久，水中不挥发性物质，如钙、镁等重金属成分和亚硝酸盐含量比例会增高，久饮这种水对健康不利。

（二）纯净水

纯净水原来是指蒸馏水，由水蒸气冷凝而成，不含任何矿物质、细菌、杂质。蒸馏水主要用于实验室，对于人体来讲，饮用蒸馏水没有必要。而饮用纯净水是指对自来水深度处理后彻底去除了污染物，改善了感官指标，同时也基本去除了人体必需的微量元素和矿物质，可直接饮用的水。

大量饮用纯净水是日常生活中常见的饮用水误区，纯净水会带走人体内有用的微量元素，从而降低人体的免疫力，容易产生疾病；另外由于人体体液是微碱性，而纯净水呈弱酸性，如果长期摄入的饮用水是微酸性的水，体内环境将遭到破坏，所以长期饮用不利于身体健康。

（三）矿泉水

矿泉水和一般饮用水不同，它含有锂、锶、锌、碘、硒等微量元素，有的还含有比较丰富的宏量元素，因而它能补充人体所需的微量元素和宏量元素，调节人体的酸碱平衡，这些特点都是一般饮用水所不具备的。

矿物质适中才是健康水，并非所有的矿泉水都能作为饮用矿泉水，也不是能饮用的矿泉水都是健康水。矿泉水的"矿"和"泉"都缺一不可，饮用水中不能没有矿物质，也不是矿物质越多越好。例如：饮用水中碘化物含量在0.02～0.05 mg/L时对人体有益，大于0.05 mg/L时则会引发碘中毒。水中含有矿物质并不能完全说明水的活力强，因此为了提高矿泉水的质量，在不改变天然矿泉水中原矿物元素成分的同时，应该保持水的"活性"，维持水的生理功能。

另外，矿泉水由于含有较多的矿物质，不适合肾功能病变患者长期饮用。

（四）饮料

水和饮料在功能上并不能等同。饮料包含可乐、汽水、果汁、牛奶、茶、咖啡等。汽水和可乐等碳酸饮料中大都含有柠檬酸，在代谢中会加速钙的排泄，降低血液中钙的含量，长期饮用会导致缺钙；饮料中还含有糖和蛋白质，又添加了不少香精和色素，饮用后不易使人产生饥饿感。因此，不但起不到给身体补水的作用，还会降低食欲，影响消化和吸收。而另一些饮料如茶、咖啡有利尿作用，清晨饮用非但不能有效补充肌体缺少的水分，还会增加肌体对水的需求，反而造成体内缺水。

1. 茶与咖啡

茶在中国被誉为"国饮"，全世界有一百多个国家和地区的居民都喜爱品茶。现代科学大量研究证实，茶叶中含有与人体健康密切相关的，具有药理作用的主要成分是茶多酚、咖啡因、脂多糖等。茶不仅具有提神清心、清热解暑、生津止渴、降火明目等药理作用，还对现代疾病，如辐射病、心脑血管病、癌症等疾病，有一定的药理功效。可见，茶是其他饮料无可替代的。

喝茶的时间最好在饭后，因为空腹饮茶会伤身体，尤其对于不常饮茶的人来说，会抑制胃液分泌，妨碍消化，严重的还会引起心悸、头痛等"醉茶"现象。另外，晚上喝茶时要少放茶叶，不要将茶泡得过浓等。

咖啡是由咖啡豆磨制成粉、用热水冲泡而成的饮品，它是当今社会流行范围广泛的饮料之一。咖啡中的咖啡因由于有刺激中枢神经的作用，可降低疲劳感，恢复精神，提升工作效率，具有清醒头脑的效果，能使头脑反应活泼灵敏；也有帮助消化的效果，特别是由于咖啡因可以分解脂肪，吃完热能高的肉类食物后，西方人都希望喝杯咖啡。但是，切忌在空腹时喝咖啡，因为咖啡会刺激胃酸分泌，尤其是有胃溃疡的人更应谨慎。咖啡作为一种饮品，饮用时，要根据个人情况适可而止。

2. 碳酸饮料

有专家指出，碳酸饮料中含有大量的色素、添加剂、防腐剂等物质，没有一样是对身体有好处的。这些成分在体内代谢时需要大量的水分，而且可乐含有的咖啡因也有利尿作用，会促进水分排出，所以喝碳酸饮料，就会越喝越觉得渴。

碳酸饮料喝得太多对肠胃非但没有好处，而且还会大大影响消化。因为大量二氧化碳在抑制饮料中细菌的同时，对人体内的有益菌也会产生抑制作用，容易引起腹胀，影响食欲，甚至造成肠胃功能紊乱，引发胃肠疾病。另外，可乐等碳酸饮料含糖量是11%，超过了西瓜、苹果、柑橘等多种水果，易引发肥胖，也是造成龋牙的重要原因之一。

碳酸饮料的成分中大都含有磷酸。常喝碳酸饮料会威胁骨骼健康，有资料显示，经常大量喝碳酸饮料的青少年发生骨折的危险是其他青少年的3倍；大量喝碳酸饮料还使得患结石病的危险大大提高了。

3. 运动饮料

运动饮料是根据运动时生理消耗的特点而配制的，可以有针对性地补充运动时丢失的营养，起到保持、提高运动能力，加速运动后消除疲劳的作用。

剧烈运动前后不能补白水，也不能补高浓度的果汁，而应补运动饮料。运动饮料中应该含有少量糖分、钠盐、钾、镁、钙和多种水溶性维生素，以补充运动中身体所失及所需。饮白水会造成血液稀释，排汗量剧增，进一步加重脱水。果汁中过高的糖浓度使果汁由胃排空的时间延长，造成运动中胃部不适。运动饮料中特殊设计的无机盐和糖的浓度会避免这些不良反应。运动饮料的温度也有要求，过高不利于降低体温散热，过凉会造成胃肠道痉挛，一般应口感清凉，温度在10℃左右。

三、科学合理补水

水是生命之源，人体一切的生命活动都离不开水。但是，很多人对喝水的理解仅仅限于解渴。其实喝水也是一门学问，正确地喝水对维护人的健康非常重要。有的人应多喝水，有的则要少喝。

（一）人体正常需水量

在正常情况下，人体排出的水量和摄入的水量是平衡的，体内不储存多余的水分，但也不能缺水。水的来源和排出量每日维持在2 500 mL左右。水的排出途径有尿液、粪便、皮肤及呼吸等。水的需要量及饮水量因气温、生活习惯、工作性质和活动量而异；正常人每日每千克体重需水量约为40 mL，婴儿的需要量是成人的3～4倍。

（二）饮水要因人而异

正常人喝太多水对健康不会有太大影响，只是可能造成排尿量增多，引起生活上的不便。但是对于某些特殊人群，喝水量的多少必须特别注意，比如水肿病人、心功能衰竭病人、肾衰竭病人都不宜喝水过多，因为喝水太多会加重心和肾的负担，容易导致病情加重，这些人该喝多少水，应视病情听取医生的具体建议。而对于中暑、膀胱炎、便秘和皮肤干燥等疾病患者，多喝水则可对缓解病情起到一定效果。此外，人在感冒发烧时也应多喝水，因为体温上升会使水分流失，多喝水能促使身体散热，帮助病人恢复健康。而怀孕期的妇女和运动量比较大的人水分消耗得多，也应多喝水。

饮水方式十分重要。不同的生理需要应该饮用不同性质的水。如运动员喝一些生理盐水，高血压患者应少盐少水，老年人和小孩应多喝温开水。同时根据身体健康和年龄情况选择饮水方式，如老年人消化吸收功能下降，容易便秘，应多饮水，但饮水过多又会加重心、肾负担，所以老年人饮水要适量，一般每天不超过2 000 mL。

【小贴士】

生理盐水

生理盐水就是0.9%的氯化钠水溶液，因为它的渗透压值和正常人的血浆、组织液都是大致一样的，所以可以用作补液，不会让细胞脱水或者过度吸水。

（三）无须等口渴才补水

因为感到口渴时，丢失的水分已达体重的2%。一个健康的人每天至少要喝8杯水（约1.5 L），运动量大或天气炎热时，饮水量就要相应增多。喝水要定时定量地喝，一般倡导的健康喝水时间是这样的：如早晨起床空腹喝1杯，便秘的人可以喝淡蜂蜜水或淡盐水；三餐之前后约30分钟各喝1杯，晚上睡觉前1～2小时喝1杯。

清晨起床时是新的一天身体补充水分的关键时刻，此时喝300 mL的水最佳。清晨喝水必须是空腹喝，水会迅速进入血液，使黏稠的血液得以稀释，促进血液正常循环，这样就能有效地预防心脑血管疾病的发生，有利于改善血液循环和供血，还有利于肾代谢，可以清洗肠胃，软化大便，预防便秘，促进新陈代谢有序进行。临睡前不要喝太多水，否则易造成水肿。不要喝饮料。

水还有治疗常见病的效果，比如：清晨一杯凉白开可减轻色斑；餐后半小时喝一些水，可以用来减肥；热水的按摩作用是强效的安神剂，可以缓解失眠；大口大口地喝水可以缓解便秘；睡前一杯水对心脏病有好处；恶心的时候可以用盐水催吐。

（四）多喝看不见的水

有的人看上去一天到晚都不喝水，那是因为由食物中摄取的水已经足够应付所需。食物也含水，比如米饭，其含水量达到60%，而粥呢，就更是含水丰富了。翻开食物成分表不难看出，蔬菜水果的含水量一般超过70%，即便一天只吃500 g果蔬，也能获得300～400 mL水。加之日常饮食讲究的就是干稀搭配，所以从三餐食物中获得1 500～2 000 mL的水并不困难。不如充分利用三餐进食的机会来补水吧，多选果蔬和不咸的汤粥，补水效果都不错。

案例分享

喝水难道也会"中毒"？

北京某国企白领小李平时工作忙，一坐就半天，最近他老是感觉口渴，于是他就匆匆地端着水杯，连续喝上几口水，喝完后慢慢地就喘不上气来了，脸憋得通红。大约持续一两分钟，经过大口喘气才能缓解。过后感觉很累，使劲咳嗽、有痰，有时候辐射到肚子和肩部疼痛。为什么会发生这种情况呢？小李到本地人民医院拍CT片子，医生说是饮水过多造成的"水中毒"。喝水难道也会"中毒"？

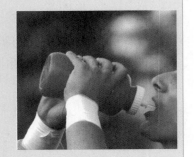

美国健康专家分析说，短时间内大量喝水容易造成"水中毒"。"水中毒"是指长期喝水过量或短时间内大量喝水，身体必须借着尿液和汗液将多余的水分排出，但随着水分的排出，人体内以钠为主的电解质会受到稀释，血液中的盐分会越来越少，吸水能力随之降低，一些水分就会很快被吸收到组织细胞内，使细胞水肿。开始会出现头昏眼花、虚弱无力、心跳加快等症状，严重时甚至会出现痉挛、意识障碍和昏迷。

☑ 做一做

　　取不同品种的瓶装水及白开水，尝试口感并记下不同品种的水的名称。

▣ 知识检测

一、判断题

　　（　　）1. 人体中含量最多的营养素是水，它在成人体中约占人体重量的三分之二。

　　（　　）2. 口渴的时候才喝水最科学有效。

　　（　　）3. 矿泉水就是矿物质水。

二、单选题

　　1. 每日人体科学的饮水量约为（　　）。

　　　　A. 1 200 mL　　　　B. 500 mL　　　　C. 120 mL　　　　D. 250 mL

　　2. 下列不是水的主要生理功能的是（　　）。

　　　　A. 良好的溶剂　　　B. 运输工具　　　C. 调节体温　　　D. 提供能量

　　3. 对于常人而言，下列水的选择最佳的是（　　）。

　　　　A. 纯净水　　　　　B. 矿物质水　　　C. 矿泉水　　　　D. 运动饮料

三、案例分析题

　　现在市面上出现各种自称具有治病、保健、美容等功效的所谓的"功能水""弱碱性水"，而且也有多年流传的"纯净水去掉了微量元素等'生命离子'，没有营养不能长期喝""普通瓶装水呈弱酸性，让人体体液越变越酸"等说法。但是同时很多营养专家也做出澄清表明：无论是喝何种类别的饮用水，本质上是补充人体所需的H_2O，而非主要为获取营养物质元素，因此饮用不同类别的水对人体的营养吸收区别不大。请你利用所学知识分析这些言论，并且探讨评判饮用水的科学标准应该是什么。

案例分析参考：

　　喝水主要为补充H_2O而非微量元素，靠喝水补充微量元素的作用微乎其微（每天喝水摄入矿物质不足0.1%），而人体的pH相对稳定，弱碱性水对人体健康也没有促进作用，"补充水分才是我们喝水的主要目的"。纯净水、矿泉水及其他所谓的"功能水"在营养上没有差别。评判饮用水的科学标准应该是干净、卫生、安全。

项目二
各类食物的营养价值

　　一般认为食品中含有一定量的人体所需的营养素，就具有一定的营养价值；含有较多营养素且质量较高的食品，则营养价值较高。世上的食物有千万种之多，每一种均提供不同的营养，满足不同的需要。食品营养对于人体健康来说，是把双刃剑，就像一枚硬币总有正反面那样，营养不足固然不可取，营养过剩更是过犹不及。

　　中医一直重视摄食养生，《黄帝内经》中总结出了"五谷为养，五果为助，五畜为益，五菜为充，气味合而服之，以补益精气"的膳食配制原则。概括起来有四句话，即"五谷为养长寿命，五果为助健脾胃，五畜为益丰肌肉，五菜为充足营养"。日常生活中我们若能懂得吃、学会吃，坚持摄食养生的习惯，小食物往往能够吃出大功效。

任务 7　认识"五谷为养"

📖 **案例引入**

养生健康"十谷粥"

少林寺果林老和尚，90多岁时还精神矍铄，健步如飞，貌似60开外。有人求长寿之道，师父说："日一碗十谷健康粥。"有一弱女子，被宣布患鼻咽癌，其母每日亲熬十谷健康粥，恶性肿瘤竟奇迹似的缩小了，癌症指数降为正常，主治医师直呼不可能，问其吃何种药物，其母说："皆因十谷健康粥远胜药"……

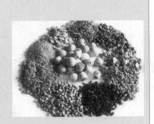

十谷健康粥分别是：糙米、黑糯米、小米、小麦、荞麦、芡实、燕麦、莲子、麦片和红薏仁等分量混合而成。据科学分析其含有一百多种有益人体健康的营养素，如维生素A、C、D、E、K及B族维生素，以及多种矿物质及微量元素、酵素、抗氧化物、氨基酸，具有降血压，降胆固醇，清除血栓，舒缓神经之功用，对便秘、高血压、皮肤病、阑尾炎、失眠、口角炎效果不亚于医药，最重要的是没有副作用。

【想一想】

1. 你本人、周围朋友及家人做过或吃过"十谷粥"吗？

2. 说一说你家人一日三餐的主食构成，你认为还可以如何变化使之更科学呢？

【案例分析】

事实上人体所需要的营养要素几乎都存在于五谷杂粮之中，如矿物质、维生素、纤维素等。尤其纤维素不但可以预防便秘、肠癌等"现代文明病"的发生，还因其热量低、饱腹感强、可延缓肠胃排空而成为防治肥胖的天然屏障。

📖 知识准备

一、"五谷为养"概述

《黄帝内经》（王冰注）认为五谷即"粳米、小豆、麦、大豆、黄黍"（注："小豆"即绿豆，"黄黍"指"大黄米［黍］"和"糜子［带皮］"类杂粮），而在《孟子·滕文公上》（赵岐注）中称五谷为"稻、黍、稷、麦、菽"（注："稷"为不黏的高粱），中医认为"五谷最养脾，天生万物，独厚五谷"。

"五谷为养"是指黍、秫、菽、麦、稻等谷物和豆类作为养育人体之主食。黍（去皮后称黄米，比小米稍大，煮熟后有黏性）、秫（黏高粱，有的地区就指高粱）、麦、稻富含碳水化合物和蛋白质，菽（豆类的总称）则富含蛋白质和脂肪等。谷物和豆类同食，可以大大提高营养价值。我国居民的饮食习惯是以碳水化合物作为热能的主要来源，而人类的生长发育的自身修补则主要依靠蛋白质。故"五谷为养"是符合现代营养学观点的。

现在通常说的五谷杂粮除了米面之外，还包含各种不同种类的全谷类、全麦类及甘豆类，而全谷是指谷物在碾制过程中，保留胚芽、麸皮及胚乳三个部分，可以完整保留谷物的营养。全谷类包含糙米、黑糯米、小米、胚芽米等；全麦类包含燕麦、大麦、小麦、荞麦等；甘豆类包含红豆、黑豆、绿豆、薏仁、莲子、玉米等，以上皆是属于五谷杂粮类的食物。

五谷杂粮不光作为中国人的传统主食，还可以入药用来防治疾病。譬如，粳米入药可补中益气、健脾和胃、除烦渴、止泻，而小豆则可清热解毒、消暑除烦、利水消肿等。对于惯食精制或加工食品的现代人来说，五谷杂粮成为膳食的调剂和点缀。特别是现在的米面，都过于精制，把很多对身体有益的营养都破坏了，米中基本上只留下主要的淀粉，加上现在的运动量少，油脂摄入也多，再加上一些人为的因素，比如添加漂白剂，对身体更加有害。常吃粗杂粮能够预防脑卒中。美国一项长达12年的研究表明，大量食用全谷物食物（粗粮），可使患脑卒中的危险性显著降低。所以，重新认识和重视五谷杂粮的地位和作用，合理搭配，对于预防"现代病"，保证大众健康尤为必要。

如何在日常饮食当中增加五谷杂粮的摄取？早餐可以选择全麦吐司、全麦馒头、杂粮面包取代白吐司、白面馒头、精粉面包，也可饮用五谷奶、纯浓燕麦、燕麦谷奶等多谷类牛奶，或冲泡各种燕麦片、大麦片、谷类脆片、原味玉米片。饮食上多选用糙米饭、紫米饭、燕麦饭、荞麦饭、五谷米饭、十谷米饭、小米粥等各式全谷物取代白米饭、白面条，点心也可选择全麦饼干、糙米卷、小米爆米花、糙米麸，汤可选择红豆汤、绿豆汤等。

【小贴士】

《黄帝内经》

《黄帝内经》为古代医家托轩辕黄帝名之作，一般认为成书于春秋战国时期。书中阐述病机病理的同时，主张不治已病，而治未病，同时主张养生、益寿、延年。是中国传统医学四大经典著作之一。

二、常用的五谷杂粮品种的营养价值及养生作用

（一）糙米——健康主食

糙米，日本人则称为"玄米"，是指除了外壳之外的全谷粒，即含有皮层、糊粉层和胚芽的米，又称为"胚芽米"。胚芽是一种有生命的组织，含有丰富的营养。它在适当的环境中会发育成一棵植株。由此可见胚芽具有很高的营养价值。胚芽不仅含有丰富的B族维生素及维生素E、蛋白质和碳水化合物，而且还含有大量的纤维素和不饱和脂肪酸。

把糙米的表面这层纤维皮（即"米糠"）去掉，就得到了精米（白米）。米糠虽然不好吃，不过其中含有现代人饮食中很缺乏的膳食纤维，所以，糙米含的膳食纤维比白米高14倍，因为其中的碳水化合物被粗纤维组织所包裹，人体消化吸收速度较慢，因而能很好地控制血糖。吃糙米对于糖尿病患者和肥胖者特别有益。

糙米中的蛋白质、脂肪、维生素含量都比精米多。有提高人体免疫功能，促进血液循环，消除沮丧烦躁的情绪，降低血糖，预防心血管疾病、贫血症、便秘、肠癌等功效。糙米适合一般人群食用，尤适合于肥胖、胃肠功能障碍、贫血、便秘等人群食用。

现在，随着人们健康意识的提升，越来越多的人认识到糙米的营养价值远比精米要高，使得糙米的受众越来越广泛，甚至成为许多家庭每餐必选的主食。然而，吃糙米并不是简单地想吃就吃，由于其口感较粗，质地紧密，煮起来也比较费时，需要经过较长的蒸煮时间，或用高压锅进行蒸煮，以免影响口感或对消化道造成不良刺激乃至损伤。

（二）糯米——养胃暖胃

糯米又叫江米，营养十分丰富，含有蛋白质、脂肪、糖类、钙、磷、铁、B族维生素及淀粉等，是一种温和的滋补品。中医认为其主要功能是补中益气、暖脾胃，能够补养人体正气，吃了后会周身发热，起到御寒、滋补的作用，最适合在秋天和冬天食用。

糯米因其香糯黏滑，故常被用以包粽子或熬粥等，深受人们喜爱。

如糯米红枣粥，就是糯米、红枣加水煮成的粥，非常适合秋季滋补。糯米制成的酒可用于滋补健身和治病，秋季由脾胃虚寒导致的腹泻、消化不良即可用糯米酒煮沸后加鸡蛋煮熟食用，饮之有壮气提神、美容益寿、舒筋活血的功效。由于糯米黏滞、难于消化，所以食用要适量，尤其是幼儿不宜多食。

（三）小米——温胃健脾

小米，亦称粟米，古代叫禾。我国北方通称谷子，去壳后叫小米。它原产我国，有8 000多年的栽培历史。今天世界各地栽培的小米，都是由中国传出去的。

由于小米不需精制，它极好地保存了自身营养成分。小米的营养价值很高，每100 g小米含蛋白质9.7 g，脂肪1.7 g，碳水化合物76.1 g。一般粮食中不含有的胡萝卜素，每100 g小米中胡萝卜素含量达0.12 mg，维生素B_1的含量位居所有粮食之首。小米因富含维生素B_1、B_2等，具有防止消化不良及口角生疮的功效；小米还有减轻皱纹、色斑色素沉着，防止衰老的功效。

小米被称为"五谷之首"，也是五谷中营养最全面的。它最重要的作用是补益脾胃。脾胃调和，其他的内脏才有营养来源。胃喜温不喜凉，因此，有温补作用的小米对脾胃虚寒的人无疑是良药。小米粥营养丰富，有"代参汤"之美称。小米可单独煮熬，亦可与大枣、红豆、红薯、莲子、山药、百合、南瓜等，熬成风味各异的滋补品。小米也可蒸饭、磨成粉后可单独或与其他面粉掺和制作饼、发糕等。

小儿大多脾虚，很容易拉肚子，用新鲜的小米煮粥，取上层米油喂食小儿（小米粥上层的米油是最精华的部分，因此，熬小米粥千万不要溢锅），很快就能痊愈，经常食用可以健胃补脾，防止拉肚子。老人经常食用小米粥，可补中益气、益寿延年。产妇最补益的食物是小米粥而不是鸡汤。手术、病后等体虚之人，也可食用小米粥以养脾。小米一般人均可食用，尤其适用于老人、病人和产妇，是老人、病人、产妇适宜的滋补品。

【小贴士】

"粥油"

采用稻米或小米慢慢熬制，粥上面浮着一层细腻、黏稠、形如膏油的米糊，中医叫"米油"，民间叫"粥油"，可延年益寿、调理肠胃、美容养颜、延缓衰老等。

（四）燕麦——健康瘦身

燕麦就是中国的莜麦，俗称"油麦"，作为一种古老的粮食作物，生长在海拔 1 000 ～ 2 700 米的高寒地区，具有高蛋白、低糖、高营养、低能量的特点，能大量吸收人体内的胆固醇并排出体外，经常食用，既可对中老年人的主要威胁——心脑血管疾病起到一定的预防作用，又对糖尿病患者具有非常好的降糖功效。

燕麦中富含可溶性纤维和不可溶性纤维，能延缓胃的排空，增加饱腹感，控制食欲，有助于减轻体重，对于常常处于紧张状态的现代上班族来说，是一种兼顾营养又不至于发胖的健康食品。

燕麦含有的钙、磷、铁、锌等矿物质有预防骨质疏松、促进伤口愈合、防止贫血的功效，是补钙佳品；燕麦中含有极其丰富的亚油酸，对脂肪肝、糖尿病、水肿、便秘等也有辅助疗效，对老年人增强体力、延年益寿也大有裨益。

燕麦一般人群均可食用，对于心脑血管疾病人群、肝肾功能不全者、肥胖者、老年人，还有想要减肥的女性更是保健佳品。

（五）荞麦——降糖保健

荞麦种子呈三角形，又称为"三角麦"，去壳后可磨面食用。荞麦是人们主要粮食品种之一，荞麦在粮食作物中可说是"全能冠军"。研究表明，荞麦特别是苦荞麦，其营养价值居所有粮食作物之首，荞麦含有蛋白质、多种维生素、纤维素、镁、钾、钙、铁、锌、铜、硒等，故有降血脂、保护视力、软化血管、降低血糖及杀菌消炎等功效。尤其是对现代"文明病"如高血压、冠心病、糖尿病、癌症有特殊的保健作用，被誉为"消炎粮食""健康主食""保健食品"。

长期以来，医学界一直想寻求一种适合糖尿病病人食疗而又没有副作用的食品，后来，人们找到了荞麦这一理想的降糖食品，经临床观察，发现糖尿病病人食用荞麦后，血糖、尿糖都有不同程度的下降，很多轻度患者单纯食用苦荞麦即可控制病情。同时发现高脂血症者，食用苦荞麦后，胆固醇、甘油三酯均明显下降。

荞麦食品是直接利用荞米和荞麦面粉加工的。荞米常用来做荞米饭、荞米粥和荞麦片。荞麦粉与其他面粉一样，可制成面条、烙饼、面包、糕点、荞酥、凉粉、血粑和灌肠等民间风味食品。现今荞麦及荞麦面条在日本十分流行，因其含丰富营养和特殊的健康成分颇受推崇。

（六）黄豆——豆中之王

所有豆类中，黄豆营养价值最高，黄豆蛋白质含量高达40%，相当于瘦猪肉的2倍多，鸡蛋的3倍。黄豆蛋白质的氨基酸的组成比较接近人体所需要的氨基酸，属于完全蛋白质，尤其富含赖氨酸。民间一向以谷豆混食，这是因为谷类赖氨酸不足，而黄豆中缺乏蛋氨酸，两者结合以使蛋白质互补。每100 g黄豆中约含铁质35.8 mg，含磷418 mg，还有丰富的维生素A、D、E、B_1、B_2等。黄豆不仅含铁量多，并且易为人体吸收，很适合正在生长发育中的儿童及缺铁性贫血患者食用。

现代医学研究认为，黄豆不仅不含胆固醇，还可以降低人体胆固醇，减少动脉硬化的发生，预防心脏病，因此，黄豆被营养学家推荐为防治冠心病、高血压、动脉粥样硬化等疾病的理想保健品。黄豆及其制品如豆浆、豆腐等对心血管有特殊的作用，经常食用，可有效降低血清胆固醇，并帮助修复动脉血管壁；黄豆中所含的软磷脂是大脑细胞组成的重要部分，常吃黄豆对增加和改善大脑机能有重要的效能。

（七）绿豆——解毒消暑

在五谷中，绿豆最滋养肝。绿豆因种皮的颜色为青绿色而得名。绿豆是豆科一年生草本植物，一般秋季成熟上市。

绿豆的营养价值高，可以说浑身都是宝。绿豆含有多种维生素、钙、磷、铁等矿物质。它不但具有良好的食用价值，还具有非常好的药用价值，有"济世之良谷"的说法。绿豆粉可以治疗疮肿烫伤；绿豆皮可以明目；绿豆芽可以解酒。夏季常喝绿豆汤，不仅能增加营养，还对肾炎、糖尿病、高血压、动脉硬化、肠胃炎、咽喉炎及视力减退等病症有一定的疗效。

现代人工作压力比较大，生活没有规律，经常熬夜，喝酒、吃肉过多，因此常犯肝火过旺之病。常食绿豆粥，可以清肝火，有高血脂、高血压、脂肪肝、上火等症状的人，更宜常食。另外，绿豆汤中加入枸杞子、菊花冲泡，常饮，既清肝明目，又养肝血之不足，还可以降血脂、降血压、治头晕。所以食物中毒者、红眼病患者、高血压患者、水肿患者最适合食用。

绿豆的使用方法很多，如绿豆可与大米、小米掺和起来制作干饭、稀饭等主食，也可磨成粉后制作糕点及小吃，比如绿豆糕等；绿豆还可制成细沙做馅儿。另外，用绿豆熬制的绿豆汤，更是夏季清热解暑的饮料。

（八）黑豆——补肾强身

黑豆的蛋白质含量为49.8%，居众豆之首。黑豆营养全面，含有丰富的蛋白质、维生素、矿物质，特别是黑豆中微量元素如锌、铜、镁、钼、硒、氟等的含量都很高，而这些微量元素对延缓人体衰老、降低血液黏稠度等非常重要；黑豆皮为黑色，含有花青素，花青素是很好的抗氧化剂来源，能清除体内自由基，尤其是在胃的酸性环境下，抗氧化效果好，养颜美容，增加肠胃蠕动。中医认为它具有补肾强身、活血利水、解毒润肤的功效，特别适合肾虚者，经过发酵的黑豆补肾效果最佳。《本草纲目》说常食黑豆，百病不生。

黑豆基本不含胆固醇，只含不被人体吸收利用还能抑制人体吸收胆固醇、降低胆固醇在血液中含量的植物固醇，因此，秋季常食黑豆，能软化血管，滋润皮肤，延缓衰老，特别是对高血压、心脏病，以及肝脏和动脉等方面的疾病有好处。

一般人群均可食用黑豆。黑豆还有很多做法，比如黑豆大枣瘦肉粥（滋补肝肾、活血补血）、黑豆雪梨汤（滋阴补肺）、黑豆枸杞粥（补肝明目）。

（九）赤小豆——解毒利尿

赤小豆因富含淀粉，又被称为"饭豆"。它具有"生津液、利小便、消胀、除肿、止吐"的功能，被李时珍称为"心之谷"。赤小豆是人们生活中不可缺少的高营养、多功能的杂粮。

赤小豆含有较多的皂角甙，可刺激肠道，并有良好的利尿作用，能解酒、解毒，对心脏病和肾病、水肿有益；赤小豆有较多的膳食纤维，具有良好的润肠通便、降血压、降血脂、调节血糖、解毒抗癌、预防结石、健美减肥的作用；赤小豆是富含叶酸的食物，产妇、乳母多吃赤小豆有催乳的功效。

（十）薏米——除湿消肿

薏米又称为"薏仁"，是补身药用佳品。有促进新陈代谢和减少胃肠负担的作用，可作为病中或病后体弱患者的补益食品；经常食用薏米食品对慢性肠炎、消化不良等症也有效果。薏米能增强肾功能，并有清热利尿作用，因此对水肿病人也有疗效；如薏米含有丰富的维生素B_1，对防治脚气病十分有益；其中含有一定的维生素E，是一种美容食品，常食可以保持人体皮肤光泽细腻，对消除粉刺、色斑有一定的治疗作用。

　　健康人常吃薏米，能使身体轻捷，减少肿瘤发病概率。近年来，大量的科学研究和临床实践证明，薏米还是一种抗癌药物，经现代药理研究证明，其抗癌的有效成分中包括硒元素，能有效抑制癌细胞的增殖，可用于胃癌、子宫颈癌的辅助治疗。

　　冬天用薏米炖猪脚、排骨和鸡，是一种滋补食品。夏天用薏米煮粥或制作冷饮冰薏米，又是很好的消暑健身的清补剂。

案例分享

"腊八粥"的传说及习俗

　　腊八粥，又名八宝粥、佛粥，是汉族传统节日食品。相传，释迦牟尼在比哈尔邦的尼连河附近遭难被牧女所救，在菩提树下得道成佛。此后，佛门弟子便于腊八节举行诵经活动，并用干果、杂粮煮成"腊八粥"。后来民间争相仿效，合家聚食，还馈送亲友邻里。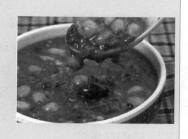

　　今北方绝大部分地区和江南部分地区人民仍保留着过腊八节、吃"腊八粥"的习俗。俗话讲：腊七腊八冻掉下巴！这是一年之中最寒冷的日子！而中医理念中腊八粥是耐寒食品，虽然原料上有些变化，但营养健身的理念越来越深入人心。

　　腊八粥的传统做法是先将大麦米、白芸豆、赤豆、绿豆等拣好洗净，煮至半熟，然后放进稻米、小米、黄米，再用文火熬，吃时加糖，加预先煮熟的红枣、栗子等。另外还可以由花生、杏仁、核桃、莲子、百合、桂圆肉、葡萄干等组成。

　　腊月，就是一年到头了，一年到头一定要把五谷杂粮、各种蔬菜吃全了，这样才能有全面的营养。这是祈求人体安康，合家兴旺之意！

做一做

　　尝试熬煮一锅薏米红豆粥。现代人精神压力大，饮食不节，运动量少，既要祛湿，又要补心，还要健脾胃，非薏米和红豆莫属。将它们熬成粥，意在使其有效成分充分为人体吸收，同时也不给脾胃造成任何负担。

知识检测

一、判断题

（　　）1. 现在通常说的五谷杂粮是指米和面粉以外的粮食，主要包含豆类及其他杂粮。

（　　）2. 腊八粥是用八种杂粮熬煮成的粥，适合夏季食用。

（　　）3. 精制米面的营养素被破坏了，营养价值不如糙米面及杂粮，不宜多食。

二、单选题

1. 被称为"三角麦"的杂粮是指（　　）。

　　A. 燕麦　　　　　　B. 小麦　　　　　　C. 大麦　　　　　　D. 荞麦

2. 下列对于补肾作用较强的豆类杂粮是指（　　）。

　　A. 黑豆　　　　　　B. 黄豆　　　　　　C. 绿豆　　　　　　D. 赤小豆

3. 下列营养价值被誉为"五谷之首"的杂粮是指（　　）。

　　A. 糯米　　　　　　B. 薏米　　　　　　C. 小米　　　　　　D. 粳米

三、案例分析题

一项针对18岁以上女性进行的问卷调查结果发现，高达九成的女性都有减肥的欲望，超过三成的受访者会采用吃减肥食品或不吃五谷根茎类食品的方式减肥。营养专家表示，淀粉是提供身体能量的最重要燃料，除非摄取过量，否则不容易变成脂肪。而且适量摄取淀粉甚至有助于燃烧脂肪，完全不吃淀粉的人，减肥期间反而容易产生饥饿感，吃过多的蛋白质及脂肪，更容易发胖。请你用所学知识分析五谷杂粮的重要性，并且推荐适宜减肥的五谷杂粮的营养搭配。

案例分析参考：

既要达到减肥目标，又要兼顾营养，正确选择热量低的淀粉类主食，才是减肥的关键；目前常见的五谷根茎类食品中，以每100 g含热量来看，糙米368千卡，燕麦377千卡，薏仁有373千卡，都低于白米的391千卡。因此营养师建议，可以选择多种食材搭配，例如糙米、燕麦、薏仁、玉米等混合，取代白米饭，不但富含纤维及其他营养素，且热量又低，有利于达到健康减肥的目的。

任务8　认识"五畜为益"

"吃四条腿的不如两条腿的，吃两条腿的不如没有腿的"

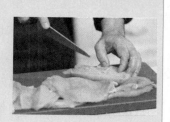

　　"吃四条腿的不如两条腿的，吃两条腿的不如没有腿的。"意思是说，吃四条腿的牛、羊、猪的肉不如吃鸡、鸭等禽类的肉，吃禽类的肉不如吃鱼肉。这是营养专家对人类食肉方式给出的建议。

　　各种肉类都有其特定的口味和营养特点，都可作为人的美味佳肴。但目前我国很多地区仍以畜肉，特别是猪肉为主要进食的肉类。虽然蛋白质含量较高，但其脂肪以饱和脂肪酸为主，过多进食不利于减肥和降低血脂。

　　所谓"两条腿的"，主要是指鸡、鸭、鹅、鹌鹑、鸵鸟等禽肉，其不饱和脂肪酸含量较大，又易于消化、吸收，是良好的肉类食品。

　　"没有腿的"，主要是指鱼类和各种蔬菜，也包括其他水产品，尽管其中虾、蟹、乌贼的腿挺多。这些肉类所含蛋白质容易被消化、吸收，所含脂肪中不饱和脂肪酸，尤其是多不饱和脂肪酸量大，对身体较为有利。

　　从营养上来说，饮食讲究的是少食多餐的原则，只有当食物种类够杂，才能使营养均衡，而不是因为某一种食物营养好而盲目摄入很多。

【想一想】

　　1. 你经常食用的肉类有哪些？

　　2. 你认为哪些肉类营养价值更高些？

【案例分析】

　　"五畜"即牛、羊、豕（猪）、鸡、犬，是人体优质蛋白质的供应者，含有人体必需的氨基酸，并能供给铁、铜、锌等微量元素。"五畜为益"指牛、犬、羊、猪、鸡等禽畜肉食，对人体有补益作用，能增补五谷主食营养之不足，是平衡饮食食谱的主要辅食。

　　日常饮食中，除禽畜肉类，也可食用鱼、虾、贝类水产品。蛋、奶也是饮食营养的有益补充。

📖　知识准备

一、肉类食品的营养特点

肉类食品包括畜、禽、鱼类的肌肉、内脏及其奶蛋制品。这些动物性食物多为含高蛋白、高脂肪、丰富的矿物质和维生素A、B族维生素，不仅味道鲜美，而且具有强身抗病的作用。肉类含丰富的营养，但也不是吃得越多越好。因肉中含有嘌呤碱，这类物质在体内代谢中可生成尿酸。尿酸大量积聚，可引起痛风症等疾病。研究表明，过量吃肉还会降低机体的免疫力。

畜肉中，猪肉的蛋白质含量最低，脂肪含量最高，即使是"瘦肉"，其中肉眼看不见的隐性脂肪也占28%。因此，需要限制脂肪酸摄入量的心血管、高血脂病患者，千万不要以为吃"瘦肉"就是安全的。

禽肉是高蛋白低脂肪的食物，特别是鸡肉中赖氨酸的含量比猪肉高13%。鸡肉最有营养的吃法就是熬汤，有利于清除侵入呼吸道的病毒，缓解感冒症状。鹅肉和鸭肉不仅总的脂肪含量低，所含脂肪的化学结构与猪肉也不同，主要是不饱和脂肪酸，能起到保护心脏的作用。

鱼肉是肉食中最好的一种。它的肉质细嫩，比畜肉、禽肉更易消化吸收，还含有大量的降低血液凝固性的不饱和脂肪酸，尤其对儿童和老人适宜。

二、常用畜、禽、鱼及其他水产品的营养价值及养生作用

（一）猪肉

猪肉是人们餐桌上重要的动物性食品之一。因为猪肉纤维较为细软，结缔组织较少，肌肉组织中含有较多的肌间脂肪，因此，经过烹调加工后肉味特别鲜美。

猪肉含有丰富的蛋白质及脂肪、碳水化合物、钙、磷、铁等成分。具有补虚强身，滋阴润燥、丰肌泽肤的作用。患有冠心病、高血压、高血脂者忌食肥肉。猪血中含70%的优质蛋白质及锌、铜等微量元素，有解毒、补血、保护胃黏膜等功效；猪皮和猪蹄中含丰富的胶原蛋白，能润肌肤、光泽毛发而有美容作用；猪脑含胆固醇最高，猪肝营养丰富，富含维生素A，有补气养血、补肝明目功效但胆固醇也较高。胆固醇摄入过量，可引发动脉硬化、高血压、冠心病等。另外，猪排骨

滋阴，猪肚补虚损、健脾胃。

（二）牛肉

牛肉蛋白质含量高，且脂肪含量低，所以味道鲜美，受人喜爱，享有"肉中骄子"的美称。牛肉的蛋白质中氨基酸组成比猪肉更接近人体需要，能提高机体抗病能力，对健美、举重等高强度训练的运动员特别适宜。寒冬食牛肉，有暖胃作用，为寒冬补益佳品。

牛肉的肌肉纤维较粗糙，不易消化，而且有很高的胆固醇和脂肪，故老人、幼儿及消化力弱的人不宜多吃，或适当吃些嫩牛肉。西方现代医学研究认为，牛肉属于红肉，过多摄入不利健康。患皮肤病、肝病、肾病的人应慎食。

（三）羊肉

羊肉的营养价值高，羊肉比猪肉的肉质要细嫩，而且比猪肉和牛肉的脂肪、胆固醇含量都要少。相对猪肉而言，羊肉蛋白质含量较多，脂肪含量较少。维生素B_1、B_2、B_6以及铁、锌、硒的含量颇为丰富。此外，羊肉肉质细嫩，容易消化吸收，多吃羊肉有助于提高身体免疫力。羊肉热量比牛肉要高，历来是秋冬御寒和进补的重要食品之一。

羊肉具有补肾壮阳、补虚温中等作用，对肺结核、气管炎、哮喘、贫血、产后气血两虚、营养不良以及一切虚寒病症均有很大裨益，男士适合经常食用。但是有发热、牙痛、口舌生疮等上火症状的人不宜食用。患有肝病、高血压、急性肠炎或其他感染性疾病的病人，或者在发热期间也不宜食用。

【小贴士】

红肉

红肉就是哺乳动物的肉，比如猪、牛、羊肉。还有咸肉、香肠、火腿和午餐肉等加工过的红肉制品。

（四）鸡肉

鸡肉肉质细嫩，滋味鲜美，鸡肉可以说是蛋白质含量高的肉类之一，鸡肉蛋白质中富含人体必需的氨基酸，其含量与蛋乳中的氨基酸谱极为相似，因此为优质蛋白质的来源。而且鸡肉消化率高，很容易被人体吸收利用，有增强体力、强壮身体的作用。

鸡肉也是磷、铁、铜和锌的良好来源，并且富含丰富的维生素B_{12}、维生素B_6、维生素A、维生素D和维生素K等。

鸡肉的脂肪和牛肉、猪肉比较，含有较多的不饱和脂肪酸——亚油酸和亚麻酸，能够降低人体对健康不利的低密度脂蛋白胆固醇的含量。鸡肉对营养不良、畏寒怕冷、乏力疲劳、月经不调、贫血、虚弱等有很好的食疗作用。

【小贴士】

火鸡肉

火鸡是一种原产于北美洲的家禽。火鸡体形比一般鸡大，一只的重量可达10 kg以上。火鸡肉不仅肉质细嫩、清淡，而且在营养价值上有"一高（高蛋白）、二低（低脂肪、低胆固醇）"的优点。火鸡肉在国外被认为是心脑血管疾病患者的理想保健食品。

（五）鸭肉

鸭肉的营养价值与鸡肉相仿，鸭肉蛋白质含量比畜肉含量高得多，脂肪含量适中且分布较均匀，十分美味。特别是鸭肉中的脂肪酸主要是不饱和脂肪酸和低碳饱和脂肪酸，含饱和脂肪酸量明显比猪肉、羊肉少。有研究表明，鸭肉中的脂肪不同于黄油或猪油，其饱和脂肪酸、单不饱和脂肪酸、多不饱和脂肪酸的比例接近理想值，其化学成分近似橄榄油，有降低胆固醇的作用，对防治心脑血管疾病有益，对于担心摄入太多饱和脂肪酸会形成动脉粥样硬化的人群来说尤为适宜。

鸭肉含B族维生素和维生素E较其他肉类多，能有效抵抗脚气病、神经炎和多种炎症，还能抗衰老。鸭肉中含有较为丰富的烟酸，它是构成人体内两种重要辅酶的成分之一，对心肌梗死等心脏疾病患者有保护作用。

在中医看来，鸭肉性寒味甘，有滋补、养胃、补肾、消水肿、止咳化痰等作用。凡体内有热的人适宜食鸭肉，体质虚弱、食欲缺乏、发热、大便干燥和水肿的人食之更为有益。鸭肉还是肺结核病人的"圣药"，还适宜癌症患者及放疗化疗后，糖尿病、肝硬化腹腔积液、肺结核、慢性肾炎水肿者食用。

（六）鹅肉

鹅肉的蛋白质含量很高，根据测定，其含量比鸭肉、鸡肉、牛肉、猪肉都高，鹅肉中含有人体生长发育所必需的各种氨基酸，其组成接近人体所需氨基酸的比例，而且鹅肉中的脂肪含量较低，仅比鸡肉高一点，比其他肉要低得多。而且品质好，不饱和脂肪酸的含量高，特别是亚麻酸含量均超过其他肉类，对人体健康有利。鹅肉脂肪的熔点亦很低，质地柔软，容易被人体消化吸收。

肝是鹅体内储存养料的重要器官，含有丰富的营养物质，特别是肥鹅肝含脂肪量高达40%～60%，其中，不饱和脂肪酸占总脂肪量的三分之二，肥鹅肝的卵磷脂也是正常鹅肝的3倍，使之成为补血养生的理想食品。鹅肝酱则传承了鹅肝的营养美味，甘腴味香，欧洲人将其与鱼子酱、松露并列誉为世界三大营养美食，但是，高胆固醇、脂肪肝、高血压和冠心病患者应少食。

鹅肉作为绿色食品于2002年被联合国粮农组织列为21世纪重点发展的绿色食品之一。中医理论认为鹅肉是中医食疗的上品，适宜身体虚弱、气血不足、营养不良之人食用。凡经常口渴、乏力、气短、食欲缺乏者，可常喝鹅汤，吃鹅肉，这样既可补充老年糖尿病患者营养，又可控制病情发展，还可治疗和预防咳嗽等病症，尤其对治疗感冒、急慢性气管炎、慢性肾炎、老年水肿、肺气肿、哮喘有良效。特别适合在冬季进补。

（七）虾仁

虾营养丰富，是蛋白质含量很高的食品之一，所含蛋白质是鱼、蛋、奶的几倍到几十倍；虾和鱼肉、禽肉相比，脂肪含量少，热量低，虽然虾中的胆固醇含量较高，但同时富含能降低人体血清胆固醇的牛磺酸，且其肉质松软，易消化，对身体虚弱以及病后需要调养的人是极好的食物。

另外，虾还含有丰富的钾、碘、镁、磷等微量元素和维生素A等成分，虾仁具有丰富的镁对心功能具有重要的调节作用，能很好地保护心血管系统，它可减少血液中胆固醇含量，防止动脉硬化，同时还能扩张冠状动脉，有利于预防高血压及心肌梗死。虾仁富含磷、钙，对儿童尤有补益功效。

每100 g虾皮中钙和磷的含量为991 mg和582 mg。所以，虾皮有"钙库"之称，是物美价廉的补钙佳品。老年人常食虾皮，既可预防因缺钙所致的骨质疏松症，又对提高食欲和增强体质都很有好处。

虾皮其实还有一种重要的营养物质——虾青素，颜色越深说明虾青素含量越高。虾青素是迄今为止发现的最强的一种抗氧化剂，有抗衰老、抗肿瘤、预防心脑血管疾病的作用。

【小贴士】

虾皮

虾皮不是虾的皮，而是一种小虾（中国毛虾）被晾晒至干而成的食品，入口松软，味道鲜美。这种虾的虾肉很少，晒干后肉更不明显，给人一种只有一层虾皮的感觉。虾皮可用于各种菜肴及汤类的增鲜提味，是中西菜肴中不可缺少的海鲜调味品。

（八）蟹肉

民间素有"一盘蟹，顶桌菜"的民谚。蟹肉不但味美，且营养丰富，是一种高蛋白的补品。蟹肉是用海蟹剥制而成，外形为长短不等的条状或块状，呈淡黄色。蟹肉含有丰富的蛋白质及微量元素，对身体有很好的滋补作用；螃蟹还有抗结核作用，吃蟹对结核病的康复大有补益。蟹肉性寒、味咸，有清热解毒、补骨添髓、养筋接骨、活血祛痰等功效；对于瘀血、黄疸、腰腿酸痛和风湿性关节炎等有一定的食疗效果。但是最好配姜来祛寒杀菌。

（九）鲤鱼

鲤鱼的蛋白质不但含量高，而且质量也佳，人体消化吸收率可达96%，并能供给人体必需的氨基酸、矿物质、维生素A和维生素D；每100 g肉中含蛋白质17.6 g、脂肪4.1 g、钙50 mg、磷204 mg及多种维生素。鲤鱼的脂肪多为不饱和脂肪酸，能很好地降低胆固醇，可以防治动脉硬化、冠心病，因此，多吃鲤鱼可以健康长寿。

中医学认为，鲤鱼对孕妇胎动不安、妊娠性水肿有很好的食疗效果，对各种水肿、腹胀、少尿、黄疸、乳汁不通皆有益。

（十）鲫鱼

鲫鱼肉质细嫩，肉味甜美，营养价值很高，尤其适于做汤。鲫鱼汤不但味香汤鲜，而且具有较强的滋补作用，非常适合中老年人和病后虚弱者食用，也特别适合产妇食用。尤其是产后妇女炖食鲫鱼汤，可补虚通乳，有其他药物不可比拟的作用。

鲫鱼所含的蛋白质质优、易于消化吸收，是肝肾疾病、心脑血管疾病患者的良好蛋白质来源，常食可增强抗病能力，肝炎、肾炎、高血压、心脏病、慢性支气管炎等疾病患者可经常食用；鲫鱼还有健脾开胃、活血通络之功效，对脾胃虚弱、水肿、溃疡、气管炎、哮喘、糖尿病有很好的滋补食疗作用。

（十一）海参

海参含有较丰富的蛋白质，含有8种人体自身不能合成的必需氨基酸，其中精氨酸、赖氨酸含量最为丰富。同时脂肪和胆固醇含量低，是典型的高蛋白、低脂肪、低胆固醇食物，高血压、冠心病、肝炎等患者及老年人可安全食用，对治病强身有好处。

海参含有丰富的微量元素，尤其是钙、钒、钠、硒、镁含量较高。其中微量元素钒居各种食物之首，可以参与血液中铁的运输，增强造血能力。特别是海参还含有众多特殊的活性营养物质，如牛磺酸、黏多糖、海参皂甙、海参胶蛋白，有补肾益精、除湿壮阳、养血润燥、通便利尿的作用，有助于人体生长发育，可以抑制肌肉的老化，能够延缓人体的衰老，增强机体的免疫力，是一种抗癌养生益寿的食疗佳品，有"海中人参"的美称。

（十二）牡蛎

牡蛎被誉为"海中牛奶"，钙含量接近牛奶，铁含量为牛奶的21倍，食后有助于骨骼、牙齿生长。它也是含锌最多的天然食品之一（每100 g牡蛎肉中锌含量高达100 mg），也就是每天只吃2~3个牡蛎就能提供人体全天所需的锌。此外，还含有多种维生素及牛磺酸、DHA、EPA，其中后两种是智力发育所需的重要营养素。

牡蛎是一种高蛋白、低脂肪、容易消化且营养丰富的食品，干牡蛎肉含蛋白质45%~57%、脂肪7%~11%、肝糖原19%~38%。核酸在蛋白质合成中起重要作用，随着年龄的增长，人体合成核酸的能力逐渐降低，只能从食物中摄取，牡蛎富含核酸，因而能延缓皮肤老化，减少皱纹形成。

三、奶蛋类食品的营养价值及养生作用

（一）牛奶

牛奶是人所共知的营养饮料，有较好的保健和医疗价值。牛奶为完全蛋白质食品，对脑髓和神经的形成及发育有重要作用。牛奶中几乎含有人体所需的各种营养素，且营养均衡，其必需氨基酸组成非常接近人体氨基酸模式，同时富含维生素A、维生素B_1、维生素B_2、维生素D，营养价值高且易于消化吸收。

目前最普遍的是全脂、低脂及脱脂牛奶。牛奶含有丰富的矿物质，钙、磷、铁、锌、铜、锰、钼的含量都很多。最难得的是，牛奶是人体

钙的最佳来源，而且钙磷比例非常适当，利于钙的吸收。牛奶中胆固醇的含量较低（牛奶：13 mg/100 g；瘦肉：77 mg/100 g），并且还具有降低体内胆固醇的功效。

酸奶是以新鲜的牛奶为原料，经过巴氏杀菌后再向牛奶中添加有益菌（发酵剂），经发酵后，再冷却灌装的一种牛奶制品。当今市场上酸奶制品多以凝固型、搅拌型和添加各种果汁果酱等辅料的果味型为多。酸奶不但保留了牛奶的所有优点，而且某些方面经加工过程还扬长避短，成为更加适合人类的营养保健品。

奶酪（其中的一类也叫干酪）是一种发酵的牛奶制品，其性质与常见的酸奶有相似之处，都是通过发酵过程来制作的，也都含有可以保健的乳酸菌，但是奶酪的浓度比酸奶更高，近似固体食物，营养价值也因此更加丰富。每千克奶酪制品是由10 kg的牛奶浓缩而成，含有丰富的蛋白质、钙、脂肪、磷和维生素等营养成分，是纯天然的食品。就工艺而言，奶酪是发酵的牛奶；就营养而言，奶酪是浓缩的牛奶。

【小贴士】

水牛奶

水牛奶产量虽然较低，但其中所含蛋白质、氨基酸、乳脂、维生素、微量元素等均高于黑白花牛奶。据国家有关科研部门测定，水牛奶质十分优良，可称得上是奶中极品，其价值相当于黑白花牛奶的两倍，最适宜儿童生长发育。另外锌、铁、钙含量特别高，氨基酸、维生素含量非常丰富，是老幼皆宜的营养食品。

（二）羊奶

据营养学专家介绍，羊奶在国际营养学界被称为"奶中之王"，羊奶是最接近人奶的高营养乳品，羊奶的脂肪颗粒体积为牛奶的1/3，更利于人体吸收，并且长期饮用羊奶不会引起发胖。羊奶中的维生素及微量元素明显高于牛奶，羊奶中乳固体含量、脂肪含量、蛋白质含量分别比牛奶高5%～10%；羊奶中维生素B族含量比牛奶要高一倍；每100 g羊奶的天然含钙量是牛奶的两倍；每100 g羊奶的铁含量是牛奶的25倍。

美国、欧洲的部分国家均把羊奶视为营养佳品，欧洲鲜羊奶的售价是牛奶的7倍。专家建议患有过敏症、胃肠疾病、支气管炎症或身体虚弱的人群以及婴儿更适宜饮用羊奶。

（三）鸡蛋

鸡蛋营养价值很高，是人类常食用的食品之一，也是人类丰富的营养来源之一，被美国某一杂志评为"世界上最营养的早餐"。

鸡蛋中含有大量的维生素和矿物质及优质蛋白质。对人而言，鸡蛋的蛋白质品质最佳，仅次于母乳，其氨基酸比例很适合人体生理需要，易为机体吸收，利用率高达98%以上。每百克鸡蛋含脂肪11~15 g，主要集中在蛋黄里，也极易被人体消化吸收，蛋黄中含有丰富的卵磷脂、固醇类、钙、磷、铁、维生素A、维生素D及B族维生素。这些成分对增进神经系统的功能大有裨益，因此，鸡蛋又是较好的健脑食品。

一个鸡蛋所含的热量，相当于半个苹果或半杯牛奶的热量。此外，它还拥有8%的磷、4%的锌、4%的铁、12.6%的蛋白质、6%的维生素D、3%的维生素E、6%的维生素A、2%的维生素B_1、5%的维生素B_2、4%的维生素B_6。这些营养物质都是人体必不可少的，它们起着极其重要的作用，如修复人体组织、形成新的组织、消耗能量和参与复杂的新陈代谢过程。

（四）鹌鹑蛋

鹌鹑蛋虽然体积小，但它的营养价值与鸡蛋一样高，是天然补品，在营养上有独特之处，故有"卵中佳品"之称。鹌鹑蛋含有丰富的蛋白质，其中的氨基酸种类齐全，含丰富脑磷脂、卵磷脂、维生素A、维生素B_2、维生素B_1、铁、磷、钙等营养物质，可补气益血，强筋壮骨。特别是铁、核黄素、维生素A的含量均比同量鸡蛋高出两倍左右，而胆固醇则较鸡蛋低约1/3，所以是各种虚弱病者和老人、儿童和孕妇的理想滋补食品。

案例分享

肥肉并非万恶之首

长期以来，许多人总把吃肥肉与患高血压、冠心病、肥胖症等联系在一起，好像吃肥肉就是人们患这些疾病的罪魁祸首，其实，这是对肥肉的一种误解。

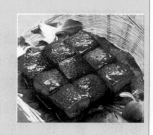

从营养上来说，适当地吃些肥肉还有益于人体的健康，特别是老年人常吃炖得熟透了的肥肉（炖两小时左右），还可以降血脂、降血压、降胆固醇、延年益寿并

且益智美容。日本医学专家在进行全国人口平均年龄调查时发现，冲绳县的居民尤其是80岁以上的老人几乎每天都吃肥肉，但他们的平均寿命远远高于全国平均寿命。

有关专家通过实验指出，随着肥肉炖的时间的增加，肉中的饱和脂肪酸含量大幅度下降，而单不饱和脂肪酸和多不饱和脂肪酸含量不断增加。同时，炖烂的肥肉保留了猪肉原本的营养成分，如丰富的维生素B_1、蛋白质和必需的脂肪酸，而且胶质部分更容易被人体消化吸收。因此特别适合老年人食用。

做一做

请观察一下超市中含乳饮品的标签，对比一下含乳饮品和牛奶之间的营养成分的不同之处。

知识检测

一、判断题

（　　）1. 一般来说，鹌鹑蛋的营养价值比鸡蛋高。

（　　）2. 猪肉的脂肪含量高于牛肉，所以热量较高。

（　　）3. 摄入过多的肉类食品可能会引发痛风等现代病。

（　　）4. 火鸡是一种大型肉鸡，具有高蛋白、高脂肪的特点，适合烤制。

二、单选题

1. 下列奶类中与人乳营养价值最接近的是（　　）。

A. 牛奶　　　　　B. 水牛奶　　　　C. 羊奶　　　　　D. 乳饮料

2. 下列被誉为"海中人参"的是（　　）。

A. 海参　　　　　B. 牡蛎　　　　　C. 蟹　　　　　　D. 虾

3. 下列肉类蛋白质含量最高的是（　　）。

A. 牛肉　　　　　B. 鸡肉　　　　　C. 鸭肉　　　　　D. 鹅肉

4. 下列肉类对于体热的人多食无妨的是（　　）。

A. 鸡肉　　　　　B. 鸭肉　　　　　C. 羊肉　　　　　D. 狗肉

三、案例分析题

肉类真的有害健康吗？如果有人提倡做个食肉美人，而且要吃红肉，你会相信吗？事实上，适当食肉不仅有益人体健康，而且有益女性娇美容颜。问题在于选择合适的肉类和合理的烹调方式。首先要挑选脂肪含量低的鸡肉（矿物质含量高、脂肪含量低的乌鸡更佳）和牛羊肉，少吃高脂肪的猪肉；烹调时尽量少放油，多用炖、煮、蒸、烤的方式。在吃肉之外，还要注意同时多吃各种新鲜蔬菜，多吃粗粮豆类，才能保证营养平衡，预防吃肉带来的皮肤油腻、纤维不足等问题。

请你从肉类营养素的角度分析食用肉类的健康之道。

案例分析参考：

　　1. 肉类提供人体特别是女性最需要的铁元素。肉类的血红素铁不但能很好地被人体吸收利用，还能帮助提高其他食品中的铁吸收率。血红素铁存在于血液里的血红蛋白和肌肉里的肌红蛋白中。只要每天吃少量的红肉（如牛肉、羊肉、心脏、肝脏、三文鱼），就可以保证体内的铁供应。

　　2. 肉类丰富的蛋白质提供的"特殊动力作用"，即吃蛋白质可以让身体散发更多的热量。研究证明，在减肥期间要供应比平常更大比例的蛋白质，才能预防减肥带来的代谢下降，对于预防反弹很有好处。按我国传统医学的思想，保证每天吃 100 g 牛羊肉，对于维持身体的发热能力很有帮助，也是有利于减肥的。

任务 9　认识"五菜为充"

案例引入

究竟哪种蔬菜最有营养呢？

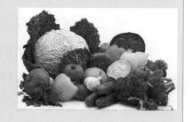

　　一般来说，蔬菜可分为茎叶类、根茎类和瓜果类等。茎叶类蔬菜有油菜、韭菜、菠菜等，维生素C和胡萝卜素含量丰富。根茎类蔬菜有萝卜、胡萝卜、芋头、土豆、番薯等，这类蔬菜共同的特点就是含有丰富的糖类、蛋白质及粗纤维。瓜果类蔬菜有西红柿、柿子椒、黄瓜、南瓜和茄子等，这类蔬菜多可以生吃，可避免在烹调过程中维生素被破坏；另外，蛋白质含量较高，其他如钙、磷、铁、维生素B$_1$的含量也高于其他蔬菜。

　　同一株蔬菜中不同部位营养成分也有差别，如大葱的葱绿部分比葱白部分营养含量高得多。同一株芹菜，深绿色芹菜叶要比淡绿色的茎、秆含有更多的维生素A和维生素C。

　　由于人体需要"全方位"营养，单纯吃任何一种蔬菜都不可能达到这一要求，所以只有合理、巧妙搭配，坚持多品种、多颜色才能确保营养均衡。

【想一想】

　　1. 你有喜欢或是不喜欢的蔬菜品种吗？能说说为什么吗？

　　2. 如果你知道你不喜欢的蔬菜的特殊营养价值，你会为它尝试改变吗？

【案例分析】

　　五菜即葵、藿、葱、薤、韭等，"五菜为充"则指各种蔬菜均含有多种微量元素、维生素、纤维素等营养物质，有增食欲、充饥腹、助消化、补营养、防便秘、降血脂、降血糖、防肠癌等作用，故对人体的健康十分有益。

📖　知识准备

一、蔬菜类食物的营养特点

　　蔬菜是维持生命不可缺少的食物，人们可以长期不吃荤，却不能不吃蔬菜。由于蔬菜中饱含各种丰富的维生素，其营养价值很高，所以有"维生素仓库"的美名。蔬菜能够满足人体需要的各种维生素，防治各种维生素缺乏导致的疾病，并具有防癌抗癌作用。蔬菜中含有大量的维生素C，能增强血管壁的韧性和弹性，防止血管壁破裂。如白菜、萝卜、辣椒、西红柿、芹菜、韭菜、菠菜中维生素C的含量丰富。各种蔬菜中还含有大量的维生素A、D、E、K及B族维生素等。人体内摄入了这些维生素，就可以预防很多疾病。

　　蔬菜所含的纤维素、半纤维素、木质素和果胶是膳食纤维的主要来源。膳食纤维在体内不参与代谢，但可促进肠蠕动，利于通便，减少或阻止胆固醇等物质的吸收，有益于健康。其含有丰富的矿物质如铁、钙、磷，能满足人体各时期生长发育需要。蔬菜中含有丰富的人体所需要的矿物质，如菠菜中的铁和钙，黄花菜中的磷，芹菜中的钙。某些蔬菜还含有大量生理活性物质，如含有一些酶类、杀菌物质和具有特殊功能的生理活性成分。如萝卜中含有淀粉酶，生吃有助消化；大蒜中含有植物杀菌素和含硫化合物，具有抗菌消炎、降低胆固醇作用；洋葱、甘蓝、西红柿等含有生物类黄酮，为天然抗氧化剂，能维持微血管的正常功能，有利于维持和加强机体功能。

二、常用蔬菜类品种的营养价值及养生作用

（一）大白菜

　　李时珍《本草纲目》中就有关于大白菜的记载。大白菜水分多，茎叶脆嫩，味道鲜美。民谚云："鱼生热，肉生痰，白菜豆腐保平安。"看似平凡廉价的大白菜营养丰富，因富含维生素C、钙质以及纤维素，多吃白菜可增进食欲，去油腻，帮助疏通肠道，防便秘，减轻肠道负

担，消除瘀血从而预防痔疮，并对胃及十二指肠溃疡有一定的辅助疗效。大白菜中还含有微量元素钼，能阻断致癌物质亚硝胺的合成；科学家近年还发现大白菜中含有一种酶，能帮助分解雌激素，可减少乳腺癌的发病率。但大白菜较为寒凉，体弱者不宜多吃。

大白菜的根、茎、叶、籽都可入药治病，譬如大白菜根茎单独煮水外洗就是治疗冻疮的妙招。

（二）芹菜

据测定，芹菜中钙、磷、铁、矿物质的含量高于一般绿色蔬菜，蛋白质和磷的含量比瓜菜类高1倍，钙和铁的含量比西红柿高20倍。叶、茎含有挥发性物质，别具芳香。此外，维生素D、A以及B族维生素含量较高。具有很高的营养价值和食疗保健作用。

现代药理研究证实，芹菜中含有一种特殊的有益于心脏的化合物，可降低血压，降低胆固醇，预防心脏病，适合高血压、动脉硬化患者食用。

在芹菜中，还有一种能促使脂肪加速分解、消化的化学物质，当你正在咀嚼芹菜的同时，你消耗的热能远大于芹菜给予你的能量，所以它是一种理想的绿色减肥食品。它还能促进胃液分泌，增加食欲。特别是老年人，由于身体活动量小、饮食量少、饮水量不足而易患大便干燥，经常吃芹菜可刺激胃肠蠕动利于排便，具有较强的清肠作用。

另外，芹菜能补充妇女经血的损失，食之能避免皮肤苍白、干燥、面色无华，特别适合缺铁性贫血患者和经期妇女食用。芹菜叶中所含的维生素C比茎多，含有的胡萝卜素也比茎高。芹菜叶做汤，长期食用可以帮助人安眠入睡，并使皮肤有光泽。但是对于脾胃虚寒、血压偏低者不宜多食。

（三）菠菜

菠菜能润燥通肠、养血止血，又叫波斯菜，据说是在唐朝时传入中国的。菠菜营养丰富，富含蛋白质、碳水化合物、脂肪、膳食纤维以及多种维生素和微量元素，这些成分对于提供人体营养和增进健康都有益。菠菜有很好的药用价值，能清热解毒，凡因痈肿毒发或酗酒中毒者，均可用菠菜解之。现代研究证实菠菜具有止咳、润燥、通利肠胃、养血止血、刺激胰腺分泌和解酒毒等功效。凡久病大便不通或痔漏出血的病人，都可吃菠菜。

但是，菠菜有两个缺点：一是含有较多的草酸，容易与食物中的钙结合生成草酸钙，有碍胃肠吸收消化；二是富含硝酸盐，其本身对人体无直接危害，但在适当条件下，有可能转变成致癌物质亚硝胺。因此，在烹调前应将整棵菠菜放在开水中焯2分钟，然后迅速捞出做进一步烹调就可以了。

（四）韭菜

韭菜是我国特有的一种蔬菜，古称起阳草。有健胃、提神、温暖的作用。韭菜含有蛋白质、脂肪、碳水化合物、纤维素、矿物质、硫化物以及维生素A、C及B族维生素等多种人体健康不可缺少的物质。

韭菜含有独特辛香味的挥发性的硫化物，这些硫化物有一定的杀菌消炎作用，对痢疾杆菌、伤寒杆菌、大肠杆菌、葡萄球菌均有抑制作用。韭菜味道鲜美，有促进食欲的作用，有助于人体提高自身免疫力。韭菜中这些硫化物还能帮助人体吸收维生素B_1及维生素A，因此韭菜若与维生素B_1含量丰富的猪肉类食品互相搭配，是比较营养的吃法。不过，硫化物遇热易于挥发，因此烹调韭菜时需要急火快炒起锅，稍微加热过火，便会失去韭菜风味。韭菜还含有丰富的纤维素，每100 g韭菜含1.5 g纤维素，比大葱和芹菜都高，可以促进肠道蠕动、预防大肠癌的发生，同时又能减少对胆固醇的吸收，起到预防和治疗动脉硬化、冠心病等疾病的作用。韭菜中的纤维素可促进肠蠕动，有通便作用，但含粗纤维较多，不易被胃肠消化吸收，故一次不能吃太多。

（五）萝卜、胡萝卜

萝卜、胡萝卜都属于地下根茎类蔬菜。萝卜分为白萝卜、青萝卜和樱桃萝卜三种，而胡萝卜并不是萝卜的一种。

萝卜中含有的辣味成分可抑制细胞的异常分裂，含有能诱导人体产生干扰素的多种微量元素，对预防癌、抗癌有重要意义；萝卜还有杀菌、增进食欲和抑制血小板凝集等作用。萝卜中含有的大量膳食纤维和丰富的淀粉分解酶等消化酶，能够有效促进食物的消化和吸收。除此之外，萝卜还含有大量维生素C（尤其是萝卜皮中的维生素C含量是萝卜心的两倍）、B族维生素和钾、镁等矿物质，可促进肠胃蠕动，有助于体内废物的排出，可降血脂、软化血管、稳定血压，对预防冠心病、动脉硬化、胆结石等疾病有很好的疗效。

胡萝卜是一种质脆味美、营养丰富的家常蔬菜，不仅富含胡萝卜素，还富含维生素B_1、维生素B_2、钙、铁、磷等维生素和矿物质。由于胡萝卜中的维生素B_2和叶酸有抗癌作用，经常食用可以增强人体的抗癌能力，所以被称为“预防癌症的蔬菜”。美国科学家的一项研究表明，常吃胡萝卜可以预防肺癌。

各类胡萝卜中尤以深橘红色胡萝卜素含量最高，众所周知，胡萝卜素在氧化剂的作用下，可转化为维生素A，对促进人体生长发育，维持视力，保护上皮组织健康，增强抵抗力等均有重要的作用。儿童常吃点胡萝卜对身体生长发育、智力发展有好处，孕妇多吃胡萝卜对胎儿的发育和孕妇的健康都十分重要。胡萝卜素是脂溶性物质，生吃吸收甚微，最好用油炒或与肉同煮。

近年研究发现，胡萝卜中还含有一种能降低血糖的成分，是糖尿病病人的良好食品；其所含的某些成分如槲皮素能增加冠状动脉血流量，降低血脂，促进肾上腺素的合成，还有降压、强心作用，是高血压、冠心病患者的食疗佳品。服用人参、西洋参、阿胶等补气血的药物时，不要同时吃萝卜，而胡萝卜亦具备补气血功效，素有“小人参”之称，所以，萝卜与胡萝卜最好也不要同食，以免药效相反，起不到补益作用。

【小贴士】

萝卜缨

萝卜缨所含各种维生素及矿物质含量比萝卜高出2倍以上，尤其是维生素K的含量更是远远高于其他食物，能抗尿酸盐结晶，有效防止痛风病症的发生。民间俗语曰：萝卜缨子是个宝，止泻止痢效果好。

（六）马铃薯——营养之王

马铃薯可作为蔬菜制作佳肴，亦可作为主食。而它却比大米、面粉具有更多的优点：马铃薯中蛋白质含量高，且拥有人体所必需的全部氨基酸，特别是富含谷类缺少的赖氨酸，因而马铃薯与谷类混合食用可提高蛋白质利用率；马铃薯中的淀粉在体内吸收缓慢，不会导致血糖过快上升；膳食纤维在根茎类蔬菜中含量较高，常吃马铃薯可促进胃肠蠕动，且膳食纤维有助于降低罹患结肠癌和心脏病的风险。吃马铃薯不必担心脂肪过剩，因为它只含0.1%的脂肪，是所有充饥食物中脂肪含量最低的。每日坚持一餐只吃马铃薯，长期下去对预防营养过剩或减去多余的脂肪很有效。

马铃薯也是维生素含量较全的，有营养学家做过实验：0.25 kg的新鲜马铃薯便够一个人一昼夜消耗所需要的维生素。其所含的维生素是胡萝卜的2倍、大白菜的3倍、西红柿的4倍，维生素C的含量很高。马铃薯还是一个矿物质宝库，各种矿物质是苹果的几倍至几十倍不等，500 g马铃薯的营养价值大约相当于1 750g的苹果。马铃薯钾含量高，能够排除体内多余的钠，有助于降低血压。

买马铃薯时不要买皮的颜色发青和发芽的马铃薯，吃马铃薯要去皮吃，有芽眼的地方一定要挖去，以免龙葵素中毒；切好的马铃薯丝或片不能长时间地浸泡，泡太久会造成水溶性维生素等营养流失。

现代研究证明，马铃薯对调解消化不良有特效，是胃病和心脏病患者以及糖尿病患者的理想食疗蔬菜；同时还可以促进肠道蠕动，保持肠道水分，有预防便秘和防治癌症等作用。

（七）大蒜——"天然抗生素"

大蒜既可调味，又能防病健身，常被人们称誉为"天然抗生素"。赋予大蒜独特味道的有机化合物——大蒜素，是有效的抗氧化剂。大蒜素具有明显的抗炎灭菌作用，尤其对上呼吸道和消化道感染、真菌性角膜炎等有显著的功效。另据研究表明大蒜中含有一种叫"硫化丙烯"的辣素，其杀菌能力可达到青霉素的1/10，对病原菌和寄生虫都有良好的杀灭作用，可以起到预防流感、防止伤口感染、治疗感染性疾病和驱虫的功效。

大蒜素及其同系物能有效地抑制癌细胞活性，并且还能激活巨噬细胞的吞噬能力，增强人体免疫功能，预防癌症的发生；大蒜素可以阻断亚硝酸盐致癌物质的合成，从而预防癌症的发生；同时大蒜中的锗和硒等元素还有良好的抑制癌瘤或抗癌作用；大蒜中含硒较多，对人体中胰岛素合成下降有调节作用，所以糖尿病患者多食大蒜有助减轻病情。

但是大蒜素遇热时会很快失去作用，所以大蒜适宜生食。大蒜不仅怕热，也怕咸，它遇盐会失去作用。因此，如果想达到最好的保健效果，食用大蒜最好捣碎成泥，或是将它切成片，置放15分钟后再生吃，这样可以使它充分氧化，结合产生大蒜素后再食用，它的作用就会更好地发挥。大蒜特别适宜肺结核、癌症、高血压、动脉硬化患者，但眼病患者及患有胃溃疡、十二指肠溃疡、肝病以及阴虚火旺者忌用。

【小贴士】

大蒜油

大蒜油是蒜中所有含硫化合物的总称，可从大蒜中提取或人工合成。多呈明亮透明琥珀色的液体，对于保护肝脏，预防心血管疾病、糖尿病及癌症等很有帮助。

（八）苦瓜

苦瓜中维生素C含量丰富，且糖和脂肪的含量都非常低，苦瓜里还含有高能清脂素，可以作用于人体吸收脂肪的重要部位小肠，阻止脂肪、多糖等热量大分子物质的吸收，但并不影响维生素、矿物质等营养素的吸收，比较适合肥胖者食用，减肥时最好生吃，可以榨汁饮用，不过胃寒的人慎用。苦瓜含有能抗癌的活性蛋白质，所以苦瓜具有清热排毒、防癌、预防糖尿病的作用。但要注意的是，苦瓜有抗生育的作用，苦瓜蛋白在孕早期和孕中期会抑制子宫内膜分化、干扰胚胎着床，吃多了可能导致流产，所以孕妇禁食。

（九）黄瓜

黄瓜口味甘甜清爽，宜生吃，美味营养又减肥，因为黄瓜含水分高达98%，为低热量食品，且黄瓜中所含的丙醇二酸，可抑制糖类物质转变为脂肪。此外，黄瓜中含的葡萄糖甙、果糖，不参与通常的糖类代谢，是糖尿病病人代粮充饥的理想食物。黄瓜中的纤维素对促进人体肠道内腐败物质的排除和降低胆固醇有一定作用，能强身健体。黄瓜头的苦味成分为葫芦素，经试验证实，具有抗肿瘤作用。

（十）南瓜

南瓜中含有丰富的维生素、膳食纤维和少量淀粉，南瓜可以代替主食，也可作为两餐中的点心，食用后会有饱腹感。可以帮助消化吸收，且南瓜中含有的不饱和脂肪酸，可以通便利尿，对减肥很有帮助。南瓜属于碱性食物，可以很好地调节身体酸碱度。

（十一）冬瓜

冬瓜里90%的成分是水分，不含脂肪，而且含有丙醇二酸，所以可以防止糖分转化成脂肪，是理想的减肥食品。它含钾量高，钠含量极低，故适于高血压、肾炎水肿病人；产妇多吃冬瓜有催乳作用。冬瓜煮汤最佳，如带皮煮汤喝，可达到消肿利尿、清热解暑作用，对水肿型肥胖的人具有明显的效果，但体弱、肾虚患者不宜多食。

（十二）青椒

青椒果实较大，果肉厚而脆嫩，辣味较淡甚至根本不辣，作蔬菜食用而不是作为调味料。

青椒维生素C含量丰富，一般来说维生素C的含量是番茄的3.5倍，与草莓和柠檬的含量差不多；青椒富含B族维生素和胡萝卜素，具有促进消化，加快脂肪代谢等功效；维生素P还能强健毛细血管，预防动脉硬化与胃溃疡等疾病的发生。青椒的绿色部分来自叶绿素，叶绿素能防止肠内吸收多余的胆固醇，能积极地将胆固醇排出体外，从而达到净化血液的效果。

青椒中含有芬芳辛辣的辣椒素，能刺激唾液和胃液的分泌，增加食欲，促进肠道蠕动，帮助消化；辣椒素是一种抗氧化物质，可降低癌症的发生率；能够促进脂肪的新陈代谢，防止体内脂肪积存，有利于降脂减肥防病。但是眼疾患者、消化道炎症及痔疮患者、高血压及肺结核病患者应慎食。

（十三）番茄

番茄含有丰富的营养，又有多种功用，被称为神奇的"菜中之果"。

西红柿除富含维生素C外，还含有番茄红素，番茄红素是一种使西红柿变红的天然色素，它在人体内的作用类似胡萝卜素，是一种很强的抗氧化剂。一般来说，西红柿颜色越红，番茄红素含量越高。番茄红素能帮助身体抵抗各种因自由基引起的退化老化性疾病，可以有效地减轻和预防心血管疾病，降低心血管疾病的危险性，具有防衰老的功效。番茄红素还通过有效清除体内的自由基，预防和修复细胞损伤，抑制DNA的氧化，从而降低癌症的发生率。研究表明，番茄红素能够有效预防前列腺癌、胃癌、肝癌等。

番茄所含的苹果酸、柠檬酸等有机酸，能促使胃液分泌，加速脂肪及蛋白质的消化。增加胃酸浓度，调整胃肠功能，有助胃肠疾病的康复。所含果酸及纤维素，能够起到消化、润肠通便作用，可防治便秘。

案例分享

番茄究竟是生吃好还是熟吃好？

有人说："番茄熟吃是白吃，浪费其中的维生素C。"也有人说："番茄生吃是白吃，吸收不了番茄红素。"于是，消费者面对番茄，真是左也为难，右也为难。究竟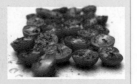

怎么吃最好呢?

近些年来营养学界、医学界发现,西红柿含有大量的番茄红素,番茄红素对人的抗衰老、清除过多的自由基有很好的作用。我们还是提倡西红柿熟吃,吃的时候应当用油去炒,因为番茄红素是脂溶性的维生素,在油里面才能够溶解得多一些。

☑ 做一做

制作番茄炒鸡蛋。番茄切片后在热油中翻炒,番茄红素更容易被人体吸收,与鸡蛋共同炒制后,番茄红素在蛋白质的包裹之下吸收率也会更高。

▣ 知识检测

一、判断题

(　　)1. 为了更好地保存和吸收蔬菜中的维生素C,能生吃则生吃。

(　　)2. 一般来说,胡萝卜的颜色越红所含的胡萝卜素越高。

(　　)3. 服用人参、西洋参、阿胶等补气血的药物时,不要同时吃胡萝卜;由于萝卜和胡萝卜营养价值的差异较大,一般也不宜同时食用。

(　　)4. 同一株蔬菜的可食部分中,一般颜色较深的部位比颜色浅的部分营养价值更高。

(　　)5. 苦瓜、黄瓜、南瓜和冬瓜都属于减肥瘦身的理想食品。

二、单选题

1. 下列蔬菜中含维生素C最高的是(　　)。
   A. 苦瓜　　　　B. 番茄　　　　C. 青椒　　　　D. 茄子

2. 下列蔬菜中降血压效果较明显的是(　　)。
   A. 大白菜　　　B. 芹菜　　　　C. 菠菜　　　　D. 韭菜

3. 下列对水肿型肥胖的人具有明显效果的瓜类是(　　)。
   A. 南瓜　　　　B. 黄瓜　　　　C. 苦瓜　　　　D. 冬瓜

三、案例分析题

在西方饮食中,蔬菜生食的情况相当多见,而按中国人的习惯是将蔬菜烹制后食用。其实,从营养和保健的角度出发,蔬菜以生食较好。

不同的蔬菜要选择不同的生吃方法,如可以做成新鲜的蔬菜汁直接饮用,也可以制成中式凉拌或西式沙拉,最好不要将蔬菜切得太细,叶菜最好用手撕,每片菜叶以一口能吃下的大小最佳,以免太细而吸附过多的沙拉酱和油脂。请你从营养学的角度分析蔬菜生吃更有益处的原理,并且分析蔬菜沙拉中沙拉酱为什么不宜多食。

案例分析参考：

新鲜蔬菜中所含的维生素C不耐高温，生食可以最大限度地吸收其中的各种营养素。此外，蔬菜中大都含有免疫物质干扰素诱生剂，可刺激人体细胞产生干扰素，具有抑制细胞癌变和抗病毒感染的作用，而这种"干扰素诱生剂"不能耐高温，只有在生食的前提下才能实现。因此，凡是能生吃的蔬菜，最好生吃；不能生吃的蔬菜，也不要炒得太熟，尽量减少营养的损失。

无论是哪种沙拉酱做法都大同小异。即利用蛋黄的乳化作用，每个蛋黄可以乳化250 g的植物色拉油，另外还加入糖、柠檬汁、醋等做调料。不同品种的沙拉酱只是油多油少的差别（如蛋黄酱中的脂肪含量高达80%，千岛酱中的脂肪含量也有45%）。拌一盘蔬菜沙拉，蔬菜的热量可能才20千卡，而沙拉酱的热量连200千卡都不止了。

任务 10　认识"五果为助"

案例引入

"桃养人，杏伤人，李子树下埋死人"这句话对吗？

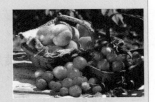

这句流传了很久的俗语让人对水果又爱又怕，想吃却又不敢吃。桃有滋补作用，在现实生活中很少有人吃多了桃子有什么不适；但很多人有吃杏多了"上火"的经历，不宜多吃，所以有"杏伤人"的说法；李子，对肝有益，但是吃多了容易拉肚子，很多人有这样的体会。这样看来，桃可以多吃，杏、李子要少吃。

其实"桃养人，杏伤人，李子树下埋死人"主要强调的是古人经验的总结，指出吃水果过多有害健康，提示我们吃东西不要过量，而且是否有害也是跟个人的健康状况有关的，所以大家不必恐惧。

食物有利还是有害不是绝对的，时代在变化，人们的饮食结构、体质也在变化，现代人饮食结构中肉类占的比例较多，体质多偏热，吃点水果更有利于健康。

【想一想】

1. 你和家人喜欢吃桃、李、杏这些水果吗？有过类似"上火"或拉肚子的现象吗？

2. 你知道各种水果的营养价值及养生作用吗？

【案例分析】

　　五果即桃、李、杏、栗、枣，"五果为助"系指枣、李、杏、栗、桃等水果、坚果，有养身和健身之功。水果富含维生素、纤维素、糖类和有机酸等物质，可以生食，且能避免因烧煮破坏其营养成分。有些水果若饭后食用，还能帮助消化。故五果是平衡饮食中不可缺少的辅助食品。

📖 知识准备

一、果品的营养特点

　　果品一般分为鲜果（水果）和干果。

　　鲜果（水果）是人体重要的营养物质来源，其中的维生素、纤维素、有机酸、矿物质等对人体健康甚为重要，对某些疾病亦有一定的食疗作用。

（一）富含维生素C

　　猕猴桃、鲜枣、草莓等含有丰富的维生素C。以100 g水果的维生素C的含量来计算，猕猴桃含420 mg，鲜枣含380 mg，草莓含80 mg，橙含49 mg，枇杷含36 mg，橘、柿子各含30 mg。香蕉、桃各含10 mg，葡萄、无花果、苹果各含5 mg，梨仅含4 mg。

（二）富含果胶

　　果胶属于可溶性纤维，可促进胆固醇代谢、降低胆固醇水平、促进脂肪排出；而蔬菜中的天然食物纤维非常丰富，且多为不溶性粗纤维。

（三）水果不宜完全替代蔬菜

　　水果中的矿物质和微量元素不如蔬菜丰富，B族维生素、维生素A的含量也相对较低，所以如果完全以水果代替蔬菜，有可能会造成以上几种维生素和微量元素的缺乏。微量元素钾扩张血管，有利于高血压患者；锌缺乏会引致血糖代谢紊乱与性功能下降。

（四）水果含有丰富的果糖，热量效应远远超过蔬菜

　　水果与蔬菜比较而言，当吃同样数量的水果和蔬菜，水果更容易促使肥胖超重。糖尿病和肥胖的病人，应该严格控制吃水果的量，而蔬菜则相对安全了许多。

　　干果，又称坚果，多为植物种子，营养价值很高。美国《时代》周刊曾评选它为现代人的十大营养食品之一。我们生活中常见的干果

有很多，一般分两类：一是树坚果，包括杏仁、腰果、榛子、核桃、松子、板栗、白果（银杏）、开心果、夏威夷果等；二是种子，包括花生、葵花子、南瓜子、西瓜子等。干果大多含有丰富的蛋白质、维生素等。干果含有一定的油脂，过多干果油脂的摄入会增加热量，导致热量最终转化成高血脂，因此高血脂患者应谨慎食用干果。

干果对人体健康的好处主要表现在以下几个方面：① 清除自由基；② 降低发生糖尿病的危险；③ 降低心源性猝死率；④ 调节血脂；⑤ 提高视力；⑥ 补脑益智。

二、常用水果品种的营养价值及养生作用

（一）苹果

苹果不但含有多种维生素、脂质、矿物质、糖类等构成大脑所必需的营养成分，而且含有利于儿童生长发育的细纤维和能增强儿童记忆力的锌。所以，苹果有"智慧果""记忆果"的美称。

苹果可以调节肠胃功能，苹果含有丰富的有机酸，可刺激胃肠蠕动，促使大便通畅。苹果中含有果胶，又能抑制肠道不正常的蠕动，使消化活动减慢，从而抑制轻度腹泻。另外，苹果还具有降低血压、降低胆固醇含量的功效，苹果的香气还是缓解抑郁和压抑感的良药。我们常说"每日一苹果，医生远离我"，苹果的营养和药用价值由此可见一斑。又因苹果所含的营养既全面又易被人体消化吸收，所以，非常适合婴幼儿、老人和病人食用，但吃过量也会伤脾胃。

【小贴士】

蛇果

蛇果与苹果类似，原产美国，但花青素、糖分含量等比普通苹果高，口感较甜。蛇果还含有丰富的钾和纤维质。研究发现，蛇果是苹果中抗氧化剂活性最强的品种，具有抗癌的功效。

（二）梨

梨富含多种维生素和微量元素以及必要的蛋白质、脂肪、胡萝卜素、维生素 B_1 与 B_2、苹果酸等。食用梨能够维持细胞组织的健康状态，软化血管，保护肝脏，帮助消化，促进食欲，健脾滋阴；每 100 g 梨中含有 3 g 膳食纤维素，能帮助预防便秘及消化性疾病，从而有助于预防结肠癌和直肠癌。

祖国医学认为，梨性微寒，味甘，有生津止渴、润燥化痰、润肠通便、滋阴润肺、养血生肌等作用。秋季若能每日坚持吃一两个梨，能缓解肺热咳嗽、喉痒痰多的症状，不仅对秋燥症具有独特功效，还能清热、安神，对高血压、失眠多梦也有一定的辅助治疗作用。

（三）柑橘类水果

我们常见的柑橘类水果包括橘子、橙子、柚子、金橘、柠檬等。柑橘类水果含果酸多。维生素C在酸性环境中易于保存，其维生素C含量比苹果及梨多10倍以上。

1. 橘子

橘子可谓全身都是宝，其果肉、皮、核、络均可入药。橘子果肉味道甜美，营养丰富。橘子皮晒干后叫陈皮（因入药以陈的药效好，故名陈皮）。而橘瓣上面的白色网状丝络，叫橘络，含有一定量的维生素P，有通络、化痰、理气、消滞等功效。橘子好处虽多，但宜常吃而不宜多吃。中医认为橘子性温，多吃易"上火"。

2. 橙子

橙子营养极为丰富而全面，老幼皆宜。橙子中含量丰富的维生素C、P，能增加机体抵抗力，增加毛细血管的弹性，降低血中胆固醇。高脂血症、高血压、动脉硬化患者常食橙子有益健康。橙子所含纤维素和果胶物质，可促进肠道蠕动，有利于润肠通便，排除体内有害物质。正常人饭后食橙子或饮橙汁，有解油腻、消积食、止渴、醒酒的作用。

3. 柚子

柚子所含热量很低，是天然的利尿剂和绝佳的味觉清洁剂。现代医药学研究发现，柚肉中含有非常丰富的维生素C以及类胰岛素等成分，故有降血糖、降血脂、减肥、美容养颜等功效。经常食用，对糖尿病、血管硬化等疾病有辅助治疗作用。

4. 小金橘

小金橘又称金柑，由于果皮上富含丰富的类胡萝卜素，金橘80%的维生素C集中在果皮上，每100 g高达200 mg。果皮还可提取芳香油。因此连皮一起吃的好处更多，包含色素、大量纤维素、肝纤维素、果胶在内的物质一同食用，可以顺气，对人体消化系统十分有益。

5. 柠檬

柠檬的酸味是以柠檬酸为主，每升柠檬汁中含49.88 g的柠檬酸。

柠檬酸能参与促进热量代谢过程，而且也有消除疲劳的功能。柠檬极酸，一次食用不宜过多，否则柠檬酸会损伤牙齿。不宜直接单独食用，可以加在凉拌沙拉或菜中。

【小贴士】

　　柑橘类水果都不宜与牛奶同食，否则，柑橘中的果酸会使牛奶中的蛋白质凝固，不仅影响吸收，而且严重者还会出现腹胀、腹痛、腹泻等症状。因此，应在喝完牛奶1小时后才能吃柑橘。

（四）西瓜

　　西瓜堪称"盛夏佳果"，清爽解渴，味甘多汁，具有清热解暑、生津止渴、利尿的功效。西瓜除不含脂肪和胆固醇外，含有大量葡萄糖、苹果酸、果糖、氨基酸、番茄红素及丰富的维生素C等物质，是一种富有很高的营养，纯净、食用安全的食品。瓤肉含糖量一般为5%～12%，主要是葡萄糖、果糖和蔗糖。甜度随成熟后期蔗糖的增加而增加，所以糖尿病病人应限量摄入。

　　西瓜中所含的糖、蛋白质和微量的盐，能降低血脂、软化血管，对医治心血管疾病，如高血压有疗效。西瓜皮被中医称为"西瓜翠衣"，具有清热解暑、泻火除烦、降血压等作用，对贫血、咽喉干燥、膀胱炎、肝腹腔积液、肾炎患者均有一定疗效。另外，因为西瓜皮富含维生素C、E，用它按摩肌肤或敷面，有养肤、嫩肤、美肤和防治痱疖的作用。

（五）香蕉

　　香蕉属高热量水果，据分析每100 g果肉的热量达91千卡。香蕉中所含的糖分可以转化为葡萄糖，被人体吸收，是一种快速的能量来源，在做运动中途吃香蕉可以补充身体流失的能量；香蕉属于高钾食品，钾离子可强化肌力及肌耐力，因此特别受运动员的喜爱。

　　从营养角度看，香蕉属于淀粉质丰富的有益水果，在一些热带地区香蕉还作为主要粮食，可清热润肠，促进肠胃蠕动，最适合燥热、痔疮出血者食用。

　　德国研究人员证明，用香蕉可治抑郁和情绪不安，因它能促进大脑分泌内啡肽类化学物质，含有可让肌肉松弛的镁元素，工作压力大的朋友可以多食用，它对缓和紧张的情绪很有帮助，从而提高工作效率，降低疲劳。

（六）大枣

民间常说："一日食三枣，郎中不用找。天天吃大枣，青春永不老。要想皮肤好，粥里加红枣。五谷加大枣，胜似灵芝草。"在国外的一项临床研究显示：连续吃大枣的病人，恢复健康的时间比单纯吃维生素药剂的病人快3倍以上。因此，大枣就有了"天然维生素丸"的美誉。

大枣的养生美容功效主要体现在它补血的方面，为什么吃枣的女性面色红润？因为气血充足，所以肤色好。红枣富含蛋白质、脂肪、糖类、胡萝卜素、B族维生素、维生素C、维生素P以及钙、磷、铁等营养成分。其中维生素C的含量在果品中名列前茅，有"维生素王"之美称。

另外，大枣还具有抗肿瘤、抗氧化、抗过敏，降血压、降低胆固醇，保护肝脏、提高免疫力及预防心脑血管疾病等多种功效。

（七）山楂

现代研究证明，山楂含有糖类、蛋白质、脂肪、维生素C、胡萝卜素、淀粉、苹果酸、枸橼酸、钙和铁等物质，具有降血脂、降血压、强心、抗心律不齐等作用，同时，山楂也是健脾开胃、消食化滞、活血化痰的良药。对胸膈脾满、疝气、血瘀、闭经等症也有很好的疗效。山楂内的黄酮类化合物牡荆素，是一种抗癌作用较强的药物，山楂提取物对癌细胞体内生长、增殖和浸润转移均有一定的抑制作用。

山楂酸还有强心作用，对老年性心脏病也有益处。它能开胃消食，特别是对消肉食积滞作用更好，很多助消化的药中都有山楂；山楂对子宫有收缩作用，在孕妇临产时有催生之效，并能促进产后子宫复原；能增强机体的免疫力，有防衰老、抗癌的作用。山楂中亦有平喘化痰、抑制细菌、治疗腹痛腹泻的成分。

（八）木瓜

木瓜有"岭南果王"之称，不但味道又香又甜，而且还有保健、美容的功效。在木瓜里，包含各种酶元素、维生素及矿物质，而最丰富的如维生素A、B族维生素、维生素C及维生素E。所以多食用木瓜有排毒功效，对于患便秘和消化不良的病人来说，多吃木瓜能减轻症状。

木瓜富有营养，热量低。无论作水果还是煲汤，都是清心润肺之佳品。木瓜性平味甘，有清心润肺、健胃益脾之功效，用作妇女催乳的汤品时采用未成熟的木瓜，用作润肺健胃的汤品时则采用成熟的木瓜。

（九）荔枝、龙眼

荔枝、龙眼都属于岭南佳果，具有补气养血、补心安神之功效。荔枝果肉中含糖量高达20%；每100 mL果汁中，维生素C含量最高可达70 mg，此外还含有蛋白质、脂肪、磷、钙、铁等成分。不过荔枝"火气"很大，有些人吃多了会烂嘴巴或流鼻血。广东人有一句话"荔枝三把火"，民间流行的解决方法是喝适量的淡盐水或蜂蜜水。

龙眼亦称桂圆，性温味甘，能益心脾，补气血，具有良好的滋养补益作用，可用于心脾虚损、气血不足所致的失眠、健忘、惊悸、眩晕等症，还可治疗病后体弱或脑力衰退。妇女在产后调补也很适宜。李时珍在《本草纲目》中记载："食品以荔枝为贵，而资益则龙眼为良。"可见其对龙眼倍加推崇。据药理研究证实，龙眼含葡萄糖、蔗糖和维生素A、B族维生素等多种营养素，其中含有较多的蛋白质、脂肪和矿物质。这些营养素对人体都是十分必需的。特别对于劳心之人，耗伤心脾气血者，更为有效。

（十）桃

桃可谓浑身是宝，素有"仙品""寿果"之称。桃味甘微酸，性温，具有敛肺止汗、活血消积等功效，常用作虚劳咳嗽、高血压、动脉硬化者的佐食；桃肉含铁量高，可用于缺铁性贫血。桃仁提取物有一定的抗凝血作用，用于活血化瘀；桃仁中所含苦杏苷的水解产物还对癌细胞有一定的破坏作用。桃花中含有萘酚，能消除水肿；桃花可缓解便秘而对肠壁无刺激作用。

（十一）干果类

1. 板栗

板栗素有"干果之王"的美誉，在国外它还被称为"人参果"。中医认为，板栗有补肾健骨、活血消肿、抗老防衰等功效，是老年人的保健佳品，被称为"肾之果"。

据科学实验证实，板栗的营养丰富。果实中含糖和淀粉高达70.1%，此外，还含有脂肪、钙、磷、铁、多种维生素和微量元素。特别是维生素C、B_1和胡萝卜素的含量较一般干果都高；板栗中含有丰富的不饱和脂肪酸和多种维生素，可有效防治高血压、冠心病、动脉硬化等心血管疾病，还能防治骨质疏松、腰腿酸软、筋骨疼痛等，有效延缓人体衰老。但多食可滞气，致胸腹胀满，故一次不宜吃得太多。

2. 核桃

核桃与杏仁、腰果、榛子并称为"四大干果"。不仅味美，而且营养价值很高，被誉为"万岁子""长寿果"。核桃是食疗佳品，有补血养气、补肾填精、止咳平喘、润燥通便等良好功效。

3. 腰果

腰果因其坚果呈肾形而得名。其中的脂肪成分主要是不饱和脂肪酸，有很好的软化血管的作用，对保护血管、防治心血管系统疾病大有益处。它含有丰富的油脂，可以润肠通便，并且具有很好的润肤美容功效，能防止衰老。经常食用腰果有强身健体、提高机体抗病能力等功效。因腰果含油脂丰富，故不适合胆功能严重不良者食用。但腰果热量较高，多吃易发胖。

4. 瓜子

瓜子是不可缺少的零食，葵花子含有大量的油脂，是重要的榨油原料。葵花子油是近几年来深受营养学界推崇的高档健康油脂。丰富的铁、锌、钾、镁等矿物质使葵花子具有预防贫血等疾病的作用。葵花子是维生素B_1和维生素E的良好来源。据说每天吃一把葵花子就能满足人体一天所需的维生素E。对稳定情绪、防止细胞衰老、治疗失眠、增强记忆力也有益处。对癌症、高血压和神经衰弱有一定的预防功效。适合所有人食用，但一次不宜吃得太多，以免"上火"，口舌生疮。

案例分享

更科学的吃水果方法是饭前吃还是饭后吃？

目前中国人存在一个极大的误区。把水果当成饭后甜品，其中的有机酸会与其他食物中的矿物质结合，影响身体消化吸收；水果中的果胶有吸收水分、增加胃肠内食物湿润程度的作用，因此饭后吃水果还会加重胃的负担。

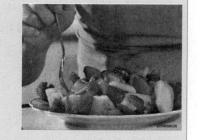

吃水果的正确时间是饭前一个小时和饭后两个小时左右（柿子等不宜在饭前吃的水果除外）。饭前吃水果，有很多好处。首先，水果中许多成分均是水溶性的，饭前吃有利于身体必需营养素的吸收。其次，水果是低热量食物，其平均热量仅为同等重量面食的1/4，同等猪肉等肉食的约1/10。先吃低热量食物，比较容易把握一顿饭里总的热量摄入。最后，许多水果本身容易被氧化、腐败，先吃水果可缩短它在胃中的停留时间，降低其氧化、腐败程度，减少可能对身体造成的不利影响。

　　另外，我们也要注意，不要在晚上临睡觉前吃水果，胃肠充盈会影响睡眠。千万别以为吃水果是件小事，消除了这些误区，才能培养出真正对健康有益的生活习惯。

☑ **做一做**

　　水果食用不当，也会引起疾病，因此掌握正确的水果食用方法非常必要。请尝试找出适合在春天食用的水果。

▣ **知识检测**

一、判断题

　　（　　）1. 腰果因其坚果呈肾形而得名，故有很好的补肾效果，又称"肾之果"。

　　（　　）2. 蛇果与苹果类似，原产美国，一般认为蛇果的营养价值高于苹果。

　　（　　）3. "桃养人，杏伤人，李子树下埋死人"主要强调的是古人经验的总结，对于现代人来说不需要对于吃李子、杏感到恐慌。

　　（　　）4. 木瓜富有营养，深受女孩的喜爱，其内含有木瓜酶能促进乳腺激素分泌，故有丰胸功效。

二、单选题

　　1. 下列柑橘类水果果皮晒干后制作"陈皮"的是（　　）。

　　　　A. 橘子　　　　　　B. 橙子　　　　　　C. 柚子　　　　　　D. 金橘

　　2. 下列干果不属于"四大干果"的是（　　）。

　　　　A. 核桃　　　　　　B. 腰果　　　　　　C. 板栗　　　　　　D. 榛子

　　3. 被称为"天然维生素丸"的是（　　）。

　　　　A. 桂圆　　　　　　B. 山楂　　　　　　C. 大枣　　　　　　D. 苹果

　　4. 能开胃消食，特别对消除肉食积滞有较好作用的水果是（　　）。

　　　　A. 梨　　　　　　　B. 山楂　　　　　　C. 西瓜　　　　　　D. 香蕉

三、案例分析题

　　在日常生活中，不少人认为只要每天吃足够的水果，就能满足人体所需的蔬菜中的营养物质，其实这是个误区。请你用所学知识分析蔬菜水果的营养价值异同，并且指出以水果替代蔬菜的不足之处。

案例分析参考：

　　1. 一般讲，大多数水果含的糖类是葡萄糖、果糖和蔗糖一类的单糖和双糖，而蔬菜则以含淀粉、纤维素等多糖类为主，前者容易造成血液中血糖急剧上升，使人感到不舒适，如头昏脑涨，精神不集中、疲劳。而吃蔬菜之后，其中的淀粉类是慢慢消化，逐渐吸收，人体血糖浓度上升下降的波动就不会很剧烈。另外，葡萄糖、果糖、蔗糖进入人体肝脏后，尤其是果糖很容易转变成脂肪，使人发胖。还会使血液中甘油三酯和胆固醇升高，对人的心血管系统有害。

2. 水果和蔬菜虽然都含有维生素C和矿物质，但在含量上还是有差别的。除了含维生素C多的鲜枣、山楂、柑橘等，一般水果所含的维生素和矿物质都比不上蔬菜，特别是深绿叶蔬菜。因此，要想获得足量的维生素必须吃蔬菜。吃蔬菜时可以通过烹调加工，还可以从盐、植物油、酱油等调料中获得其他一些营养物质，而吃水果在这方面就会受到限制。

任务 11　认识食物的"四气""五味"

案例引入

大补"月婆鸡"人人都适合吗？

　　在我国的广东地区，有一个著名的"月婆鸡"，实际上就是"胡椒猪肚鸡"，其中除了土鸡、猪肚外还加入了驱寒暖胃的米酒、胡椒碎、老姜等，具有温补散寒、健脾暖胃之功效，除产妇外，尤其适合一吃冷食或遇寒就胃痛的胃病患者食疗，也常作为普通人的冬季进补食物。

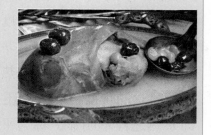

　　但是，体质偏热者如代谢旺盛，产热多，经常脸色红赤，口渴舌燥，喜欢吃冷饮，易烦躁，常便秘者就不宜多食用，以免物极必反，反而加重病症，损害健康。

【想一想】

　　1. 你认为自己适合吃"月婆鸡"吗？为什么？

　　2. 你还知道鸡肉、胡椒等之外的有温补作用的食物吗？

【案例分析】

　　从古至今，关于饮食的话题和食材的研究一向被人所津津乐道，也因此探究出了不少由饮食入手的养生之道，通常认为，食物是为人体提供生长发育和健康生存所需的各种营养素的可食性物质。中医很早就认识到食物不仅能提供营养，而且还能疗疾祛病。即食物本身就具有"养"和"疗"两方面的作用，这也是我们传统"食疗"的由来。"食疗"又称"食治"，即利用食物来影响机体各方面的功能，使其获得健康或治愈疾病的一种方法。

当然，要想学习和掌握"食疗"精华，必须从食物的"四气""五味"及其与养生的关系这些基本理论开始。

知识准备

"四气""五味"，是指中药的性和味。根据中医"药食同源"的理论，食物也都具有一定的性和味。《黄帝内经》中有关食物性能理论的"气味学说"，主要包括了"四气""五味"这两个方面的内容。

一、食物的"四气"

（一）"四气"的含义

"四气"，又称"四性"。是指食物所具有的寒、热、温、凉四种不同性质。其中寒和凉为同性质，只是程度上的不同，即凉次于寒；温和热为同性质，也只是程度上的不同，即温次于热。因此"四气"实质是说明食物或药物具有寒凉与温热两种对立的性质。此外，对于食物，有的还标以大寒、大热、微寒、微热等，以进一步区别烹饪原料的寒或热的程度。此外，还有一类原料在四气上介于寒凉和温热之间，即寒热之性不明显，称为平性的原料。平性食物性质平和，不仅养生保健多用，而且在食疗上也可根据不同情况广泛应用或配伍使用。

由上可知，四性实质上是指将原料分为寒凉、温热及平性三大类。在常用原料中平性居多，温热性次之，寒凉性最少。

（二）食物"四气"的作用与养生

凉性或寒性原料，食后能起到清热、泻火、解毒及养阴生津的作用。遇到疫毒盛行的季节时，或是身体热症或炎暑、阴津不足者皆可选用，适宜于体质偏热，平时面目赤红、小便黄赤、大便硬结的人。这类食物如小米、高粱米、大麦、薏仁、赤小豆、绿豆、黄瓜、苦瓜、西瓜、冬瓜、梨、柿子、芹菜、菠萝、螃蟹、啤酒，均属于寒凉性食物。还有寒性较大的如莲子心、雷公根；应用菜例如"冬瓜薏米老鸭汤""绿豆海带糖水"，清热利水的"赤小豆鲫鱼汤"。

温性或热性原料与寒、凉性食物相反，食后能够消除、减轻寒凉病症，起到温中、补虚、祛寒的作用，能够扶助人体阳气，适宜于虚寒体质的人和宜于冬季食用。这类食物如牛肉、鸡肉、鳝鱼、韭菜、核桃，都列为温热类的食物。具有热性的食物还有羊肉、狗肉、雀肉、鹿肉及荔枝、榴莲等，皆能起到温阳御寒的作用。应用菜例如"当归生姜羊肉""黄焖狗肉""月婆鸡（猪肚鸡）""人参蒸雀肉饼""灵芝煲鹿肉"等。

　　总而言之，体质偏热者忌吃温热性食物，以免火上浇油；而体质虚寒的人，则应忌食寒凉性食物，以免加重不适。

【小贴士】
　　中医体质类型
　　人的体质"秉承于天，得养于后"，分"平和"和"偏颇"类型。偏颇体质包括气虚、阴虚、阳虚、痰湿、湿热、血瘀、气郁等类型。中医认为，偏颇体质的本质是身体的阴阳失衡、和谐破坏，是一切疾病发生的根本。

二、食物的"五味"
　　（一）"五味"的含义
　　"五味"是指原料所具有的辛、甜、酸、苦、咸五种不同的味。原料的味最初是以味觉确定的，随着对食物原料认识的不断深入，已由最初的口感发展成抽象的概念，即以食物或药物的性质和作用来确定其性味，不同味的原料具有不同的作用，味相同的原料其作用也相近或有共同之处。

　　（二）食物"五味"的作用与养生
　　"五味"和"四气"一样，也是食物或药物原料作用于人体发生反应，经反复验证后归纳出来的。下面重点分析食物"五味"（辛、酸、甘、苦、咸）的作用与养生的关系。
　　1. 辛
　　辛味食物有宣散和刺激作用。适量食用可以促进新陈代谢，刺激内分泌，这类食物有辣椒、葱、姜、茴香等。可用于治疗感冒、气血瘀滞、筋骨寒痛、痛经等症，典型饮品有姜糖饮、鲜姜汁、药酒等。
　　2. 甘
　　甘味的食物多有健脾胃之功效，可用于虚症的营养治疗。如燕窝、大枣、蜜糖、小麦、粟米、糯米。常用糯米红枣粥治脾胃气虚，羊肝、牛筋等治头昏眼花、夜盲症等。

3. 酸

酸味的食物有收敛、生津益阴的作用。如乌梅、橘子、苹果、米醋。对胃酸不足、皮肤干燥、面部多油脂、皮肤脱屑的人有一定的作用。

4. 苦

苦味的食物一般性寒凉，具有清热的作用，对长暗疮、小便黄热、咽喉痛的人有很好的效果，如苦瓜、茶叶、苦菜、青榄。

5. 咸

咸味的食物有软坚散结、通大便和补肾的作用。阴液不足、大便干硬、耳鸣、甲状腺肿大等者人群食用海带、海参、紫菜都很适宜。

食物的味可以是一种，也可能是多种。甘味的食物最多，咸味和酸味次之，辛味更少，苦味的食物最少。

原料除"五味"外，还有芳香味，大多具有醒脾、开胃、行气、化湿爽神等作用，如茴香，多用于制卤水等。还有淡味和涩味。其中淡味食品具有利尿作用，如"冬瓜海带排骨汤""赤小豆鲫鱼汤""薏仁米冬瓜煲老鸭"多用于水肿、小便不利等病症。而茯苓、薏仁、冬瓜等涩味食物具有收敛固涩的作用。

"五味"养五脏之气，病而气虚，所以不能多食，少则补，多则伤。譬如当身体遇有不适，就要忌口禁食某些食味，防止给身体造成更大的伤害，这就谓之"五味所禁"。具体为："肝病禁辛，心病禁咸，脾病禁酸，肾病禁甘，肺病禁苦。"

从上述对原料性、味的辨析来看，就实际应用来说，必须将原料的性、味综合考虑才能比较恰当地应用原物的食疗养生作用。早日认知食物"四性"（温、热、寒、凉）和"五味"（辛、酸、甘、苦、咸），方能吃出健康幸福来。

【小贴士】

食物"五色"

饮食中的五色是指食物的五种天然颜色：白色食物养肺；黄色食物健脾；红色食物养心；绿色食物养肝；黑色食物养肾。

案例分享

"冬吃萝卜夏吃姜，不劳医生开药方"

"冬吃萝卜夏吃姜，不劳医生开药方"，民间很久以前就流行这句俗语了，这句话是否具有一定的养生道理呢?

萝卜味辛、甘、性温。冬季人们习惯进补而少动,天气干燥,尤其是在有空调或暖气的房间里,干燥更严重,体内易生热生痰,白萝卜正好可以清热排毒、去燥热。姜味辛、性微温,具有益脾开胃,止呕,温经散寒,解头疼、发热等功效。

生姜有祛风散寒的功效,有人则误以为生姜只能用于祛除秋冬寒气,其实不然。因为夏天炎热,人们习惯贪凉,喜服寒凉之品,夜间又感受夜寒,易产生暑湿,影响脾胃,所以夏季人们胃口不好,少食厌腻。针对这种情况,喝一点姜汤或做菜时多加点姜,既可散寒祛暑,又可以治疗因吃不洁食物而引起的腹痛、腹泻、呕吐等。所以"冬吃萝卜夏吃姜"能预防疾病,利于健康。

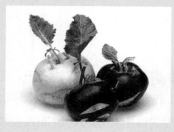 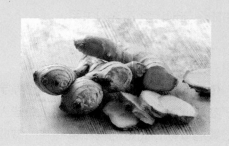

做一做

制作姜红茶。姜红茶能驱逐体内的寒气,加快新陈代谢。将老姜切丝,与红茶一起放入杯中用滚水冲泡,饮用时可加入适量红糖调味。

知识检测

一、判断题

(　　)1. 生姜有祛风散寒的功效,因此认为生姜最好用于秋冬祛除寒气,而不宜夏日使用。

(　　)2. 在众多的食物中,甘味的食物最多,咸味和酸味次之,辛味更少,苦味的食物最少。

(　　)3. 一般来说,不同味的原料具有不同的作用,味相同的原料其作用也有相近或共同之处。

二、单选题

1. 下列属于甘味食物的是(　　)。
   A. 粳米　　　　　B. 甜椒　　　　　C. 萝卜　　　　　D. 大蒜
2. 下列不属于苦味食物的是(　　)。
   A. 苦瓜　　　　　B. 白果　　　　　C. 莲子　　　　　D. 萝卜

3. 下列不属于寒性较大的食物的是（　　）。

　　A. 鱼肉　　　　　B. 鸡肉　　　　　C. 羊肉　　　　　D. 鸭肉

4. 下列食物中热性较大的是（　　）。

　　A. 鸡肉　　　　　B. 猪肉　　　　　C. 狗肉　　　　　D. 牛肉

三、案例分析题

现代营养学来源于国外，而中国传统的中医养生保健理论，是以《黄帝内经》为基础，对食物与人体健康之间的关系进行了详细的阐述，对中国百姓来说，这些养生知识已经融进了中华民族的血液。随着人们饮食生活水平的提高，对饮食的要求，不仅要吃得饱，而且要吃得好，饮食保健盛行起来，不光国内，国外也一样，保健食物消费量呈上升趋势。请你利用所学知识分析中国传统饮食养生知识与现代营养学的关系。

案例分析参考：

传统的饮食观念随着对于现代营养学研究认识和发展可以有些矫正，但不能为了刻意追求创造去颠覆，比如有一些人认为：传统的中医养生不是指平时的一日三餐的食物，而是药物和食物共同做成普通的饮食形式或将药物加入食物。其实这种说法是错误的，这是将中国传统的食疗与药膳混为一谈。尤其是生病之后，求助食疗者甚多。这不仅是因为饮食易于被病人接受，而且饮食进入人体不仅能治病，还能供给机体营养物质，增强抗病能力，促进机体恢复，服后副作用小，安全系数大。

但是，过于强调中国传统饮食保健的作用，尤其对饮食疗法的优点夸大其词，以至于盲目进行食养、食疗、食补，这对饮食保健学的发展是不利的，对人们的健康更有反作用。我们要在学习和认识现代营养学的基础上，继承和发扬中国传统的饮食保健理论，食养要辨体，食疗要辨证，这样才能达到饮食保健的最佳效果。

项目三
合理营养与平衡膳食

人类健康是一个全面的概念，它不仅包括没有疾病的存在，还包括有一个完善的身心状态和具备对环境的适应能力。为了达到健康的目的，人们需要有一个合理的营养作为机体健康的物质基础。

合理营养是指每天从食物中摄取的能量和各种营养素的量及其相互之间的比例都能满足人体在不同的生理阶段、不同的劳动强度下的需要，并且能使机体处于良好的健康状态。合理的营养是通过平衡的膳食来达到的，它包括合理的膳食构成、食物的种类与饮食习惯等。但是要取得一个平衡的膳食则是它的前提。

平衡膳食是指由食物所构成的营养素在一个动态过程中，能提供机体一个合适的量，不至于出现某些营养素的缺乏或过多，从而达到机体对营养素需要和利用的平衡。

任务 12　认识热能

案例引入

过瘦模特，这就是我们要的美丽吗？

　　现在，许多人都以瘦为美，一时各种减肥产品销售火爆，因为减肥而患上厌食症者比比皆是。关于"模特是否过瘦"的争论已成为全球关注的问题。当美丽成为葬送性命的凶手时，全世界震惊了。年轻的姑娘们为了追求美不惜把自己推向死亡的边缘，时尚界开始自问：这就是我们要的美丽吗？

　　最具影响力的米兰时装周推出了由时尚界和医生、营养学家、心理学家等专家评估的健康执照，将模特消瘦的下限规定在BMI18.5。从2007年2月的07/8秋冬季时装周开始，身高1.75 m的模特体重若低于55 kg则无法在米兰登台（但地域和人种因素也会被考虑在内）。

　　值得注意的是，米兰时装周的消瘦禁令是由米兰市市长签署的。这意味着在米兰，禁绝过瘦模特不仅仅是行业内的自律行为，同时也是政府的态度，是具有法律效力的强制性行政指令。

【想一想】

　　1. 你的身边有体重过轻或是过于肥胖的人吗？你觉得他们的身体健康状况如何？

　　2. 你听说过BMI吗？你觉得模特界的新规定有什么意义？

【案例分析】

　　身高体重指数又称肥胖指数（Body Mass Index，简称BMI），是与体内脂肪总量密切相关的指标，主要反映全身性超重和肥胖。计算公式：BMI=体重（kg）/身高的平方（m^2）。例如：一个人的身高为1.75 m，体重为68 kg，他的BMI=68/（1.75^2）=22.2（kg/m^2）

　　随着科技进步，BMI的角色也在慢慢改变，从医学上的用途，变为一般大众的纤体指标。根据亚太地区人群的特点，一般把身高体重指数为18.5~22.9（kg/m^2）作为合理体重的指标，过于偏低和偏高的都不健康，尤其肥胖是许多慢性病的基础，高血压、糖尿病、高脂血症等慢性病多数体重超重甚至肥胖。这部分人群在购买食品时，要多关注营养标签提供的能量值及各类营养素含量，根据自己的身体状况，选择合适的食品。

【小贴士】

神经性厌食症

神经性厌食症指个体通过节食等手段，有意造成并维持体重明显低于正常标准为特征的一种进食障碍，其主要特征是以强烈害怕体重增加和发胖为特点的对体重和体型的极度关注，盲目追求苗条，体重显著减轻，常有营养不良、代谢和内分泌紊乱，如女性出现闭经，严重者可因极度营养不良而出现恶病质状态、机体衰竭从而危及生命，5%～15%的患者最后死于心脏并发症、多器官功能衰竭、继发感染、自杀等。

📖 知识准备

一、热量的来源及用途、单位及换算

人体的一切生命活动需要能量，称为热能。如物质代谢的合成反应、肌肉收缩、腺体分泌等。正如电脑要耗电，卡车要耗油，人体的日常活动也要消耗热量。热量除了给人提供从事运动、日常工作和生活所需要的能量外，同样也提供人体生命活动所需要的能量，如血液循环、呼吸、消化吸收。

人体每时每刻都在消耗能量，我们身体所需的热量都来自于食物，吃东西时，动、植物性食物中所含的营养素中的碳水化合物、脂肪和蛋白质经体内氧化可释放能量。人体新陈代谢的化学作用把食物产能营养素分解，转化成能量。日常种种活动，从呼吸到跑马拉松，都靠燃烧热量来推动。食物中能产生热量的营养素有蛋白质、脂肪和碳水化合物。它们经过氧化产生热量供身体维持生命、生长发育和运动。热能供给过多时，多余的热量就会变成脂肪贮存起来，时间久了，身体就胖起来了。

另外，当人体每日摄入的能量不足，机体会动用自身储备的能量甚至消耗自身的组织以满足生命活动的能量需要。人长期处于饥饿状态，在一定时期内机体会出现基础代谢降低、体力活动减少和体重下降以减少能量的消耗，使机体产生对于能量摄入的适应状态，此时，能量代谢由负平衡达到新的低水平上的平衡。其结果引起儿童生长发育停滞，成人消瘦和工作能力下降。

大多数时候，人们常用千卡（又称"大卡"，1千卡＝1 000卡）来计算食物中的能量，因为它比较方便。

而国际标准的能量单位是焦耳（Joule），按国际单位换算：1卡=4.182焦耳，则1千卡=4.182千焦耳。

> 【小贴士】
> 　　卡路里
> 　　卡路里（简称"卡"，缩写为"cal"），由英文calorie音译而来，其定义为将1 g水在1标准大气压下提升1℃所需要的热量。卡路里，是一个能量单位。我们往往将卡路里与食品联系在一起，但实际上它适用于含有能量的任何东西。卡路里现在仍被广泛使用在营养计量和健身手册上。

二、热能的计算

（一）食物所含热量的计算

饮食中可以提供热量的营养素是糖类（碳水化合物）、脂肪、蛋白质、酒精、有机酸等。它们所含的热量，以每克为单位，分别是：糖类（碳水化合物）4千卡、脂肪9千卡、蛋白质4千卡、酒精7千卡、有机酸2.4千卡。

计算食物或饮食所含的热量，食物所含热能的计算方法如下：将食物中三大营养素的克数乘以各自的产热系数即得。首先要查出食物成分中产热营养素的量，然后利用以下公式计算：

热量（千卡）=糖类克数×4+蛋白质克数×4+脂肪克数×9+乙醇克数×7

例3-1：一杯牛奶（200 g）的热量是多少？

解：（1）查食物成分表知：

牛奶100 g含蛋白质3.3 g，脂肪4.0 g，糖5.0 g；

则，牛奶200 g含蛋白质6.6 g，脂肪8.0 g，糖10.0 g；

（2）糖类产热量：10.0×4 kcal=40.0 kcal　　蛋白质产热量：6.6×4 kcal=26.4 kcal

脂肪产热量：8.0×9 kcal=72.0 kcal　　热量共计：138.4 kcal≈579 J

答：一杯牛奶（200 g）的热量为138.4千卡，约579千焦。

（二）人体所需热量的计算

一个正常人每日所需的热量和他的体重有关。每日摄取热量和体重比的关系约为1千卡/小时·千克，即4.182千焦/小时·千克。所以一个重50 kg的成年人每日所需的热量如下：

所需热量=4.182×24×50=5 018.4（千焦）

要注意利用上述公式算出的每天摄取热量，是每人的基本所需热量，指维持生命的最基本需要如呼吸、心跳等需要的热量。一般行动、工作或运动所消耗热量并不计算在内。所以普遍来讲，一个成年男子每日需9 200～11 000千焦热量；一个成年女子每日需8 000～9 000千焦热量。一般小学生每日约需的热量和一个成年男子的最低所需热量相当，约9 200千焦。中学生正在发育，所以需要消耗的热量较多，男生平均每日需要10 500千焦以上热量，而女生则需要9 000～10 000千焦热量。

【小贴士】

食品营养标签制

2013年1月1日起，《食品安全国家标准预包装食品营养标签通则》（简称《通则》）正式实施。《通则》规定，预包装食品应在标签强制标示能量和4种营养成分（"1+4"）含量值及其占营养素参考值百分比。其中"4种营养成分"即蛋白质、脂肪、碳水化合物和钠；"营养素参考值百分比"用于比较食品营养成分含量。如标签写明蛋白质参考值为30%，就能满足每天所需约1/3的蛋白质，较净值更简单实用。

三、热量与运动、减肥健身之间的关系

从事轻微体力劳动的成年男子如办公室职员等，可参照中等能量（约9 500千焦）膳食来安排自己的进食量；从事中等强度体力劳动者如钳工、卡车司机和一般农田劳动者可参照高能量（约11 000千焦）膳食进行安排；不参加劳动的老年人可参照低能量（约9 200千焦）膳食来安排。

女性一般比男性的食量小，因为女性体重较轻及身体构成与男性不同。女性需要的能量往往比从事同等劳动的男性低800千焦或更多些。一般说来人们的进食量可自动调节，当一个人的食欲得到满足时，他对能量的需要也就会得到满足。

运动和热量之间怎么换算呢？举例说，一个100 g的馒头可以提供925千焦的热量，以60 kg体重的人的消耗量为例，一个100 g馒头需要其快步走1个小时；一瓶500 mL的可口可乐可以提供904千焦的热量，也是将近1个小时的快步走才能消耗掉。其他的高热量食物与相应运动的能量的消耗对比如下：一块巧克力面包热量摄入需要家务劳动如拖地约70分钟的能量消耗；两个炸鸡腿相当于90分钟的网球运动；一包小薯条则相当于踏步机运动约50分钟。

　　控制能量摄入并适当锻炼是一种相当有效的减肥方法，也被大多数医师看作是最健康的减肥途径。其机理相当简单，当每日摄入的能量不足以提供身体的能量消耗时，人体就会调用其内存储的糖类和脂肪，当脂肪被分解并为身体提供能量时，减肥过程就开始了。但是仍要注意，过度的节食会对肠胃及消化系统造成危害。因而，对能量摄入的控制应该循序渐进，以保证人体能够慢慢适应，同时每天摄入的能量一般以不少于3 200千焦为宜，否则人体会通过降低身体机能来弥补能量摄入不足的情况，通常会造成头晕、乏力的状况，而且基础代谢消耗的减少也同样影响到减肥的效率。

【小贴士】

　　基础代谢

　　基础代谢是指人体维持生命的所有器官所需要的最低能量需要。人体在室温、空腹、平卧，处于清醒、安静的状态称为基础状态。此时，维持心搏、呼吸等基本生命活动所必需的最低能量代谢，称为基础代谢（BM）。单位时间内的基础代谢称为基础代谢率，其数值与性别、年龄、身高、体重、健康状况等有关。

案例分享

有氧运动，健康减肥

　　一般认为，有氧运动指强度低并有节律性，运动时间大于30分钟，运动时心率达到最大心率值的60%～80%的运动。如慢跑、登山、游泳、骑自行车。有氧运动的特点是强度低，有节奏，持续时间较长。要求每次锻炼的时间不少于30分钟，每周坚持3～5次。这种锻炼，氧气能充分燃烧（即氧化）体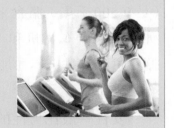内的糖分，还可消耗体内脂肪达到减肥的目的。有氧运动还可以增强和改善心肺功能，对预防骨质疏松，调节心理和精神状态都有益处，是健身的主要运动方式。

☑ 做一做

　　1. 请按照BMI的计算公式，计算爸爸、妈妈或者其他成年人的身高体重指数，并且与正常体重进行对比。（BMI指数为18.5～22.9时属

正常）

2. 看一看、认一认各种常见食品包装上的营养标签，分别找出其中标示的能量值及主要的营养素含量，思考能量值与哪些营养素有关，并且将食品单位能量值按照从高到低的顺序排序。

知识检测

一、判断题

（　　）1. 控制能量摄入并适当锻炼，特别是无氧运动才是科学有效的减肥方法。

（　　）2. 热量常用单位与国际单位换算为：1卡 =4焦耳，则1千卡 =4千焦耳。

（　　）3. 有氧运动时一般心率保持在150次/分钟，每次锻炼的时间不少于30分钟。

二、单选题

1. 人体不能从下列食物中获取热量的营养素是（　　）。

　　A. 蛋白质　　　　B. 脂肪　　　　C. 糖类　　　　D. 水

2. 下列属于能量的国际标准单位的是（　　）。

　　A. 卡　　　　　B. 卡路里　　　　C. 千卡　　　　D. 焦耳

3. 下列人群中每日摄入热量最低的是（　　）。

　　A. 成年男性　　B. 成年女性　　C. 中学生　　　D. 小学生

三、案例分析题

最近网上流传吃芹菜、黄瓜、苹果等负热量食物可以减肥的文章，引起很多人的关注，这些食物真的有这种奇效吗？任何食物都含有热量，只不过含量大小不同，比如肉类、果仁、炸薯条每100 g高达500～600千卡，而一些蔬菜水果类每100 g最低也有10千卡。请你通过所学知识和查阅资料分析何为负热量食物，并且分析单纯靠负热量食物减肥的弊端。

案例分析参考：

网上定义的负热量食物就是指食物本身的热量比较低，而且人体在消化该食物时需要消耗能量，二者比较发现，这类食物所含热量值比起消化这些食物要消耗的热量更低，二者相互比较后，吃进这些食物，不仅不能获得能量，还要耗用身体的一部分热量。所以，形象地把这类食物称为"负热量食物"。如芹菜、黄瓜、苹果属于负热量食物，它们的低热量、高纤维的特性能促进新陈代谢，有利于减肥和预防慢性疾病，然而，成人每天维持生命活动所需要的热量为2 000～2 400千卡。日常饮食中，一定要注意营养素的合理搭配，想单纯靠"负热量食物"来减肥是不可取的，应配合适当的运动来提升自己的基础代谢率，少吃多动，自然就能达到减肥的效果。

任务 13　认识"中国居民平衡膳食宝塔"

案例引入

"现代病"之"三高"是吃出来的吗？

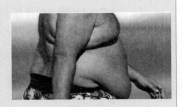

"三高"是指：高血压、高血糖、高血脂。数据显示：由"三高"导致的脑卒中、心肌梗死患者近千万，其中75%的人出现不同程度劳动力丧失，40%的人重度残疾。在我国城市人口中，40%以上死因是心脑血管疾病。更可怕的是，"三高"引发的心脑血管疾病，其高患病率、高死亡率及高致残率居诸病之首，被誉为人类健康与生命的头号杀手。

"三高"是威胁人类健康的一种慢性疾病状态。之所以健康会亮起红灯，和大多数人爱吃油炸、甜食，荤多素少，细多粗少，高热量、高盐等饮食习惯密切相关。肥胖也是"三高"的高危因素，减肥能减少患上述疾病的危险，促进血压、血液黏稠度下降并提高周围组织对胰岛素的敏感性，改善胰岛素抵抗的状态。减轻体重，除了通过运动、改变不良的生活习惯进行控制，均衡饮食也至关重要，尤其是要限制糖、盐及脂肪的摄入。总而言之，"三高"与吃有密不可分的关系。

【想一想】

1. 你家人或朋友中有"三高"病人吗？能说说你所了解的他们的饮食习惯和特点吗？

2. 除了"三高"疾病之外，你还能说出哪些与现代不健康饮食有关的"现代病"吗？

【案例分析】

一百年前，死于心脏病的人数占总人口的4%，而现在却超过了40%。而今，由于营养过剩引发的疾病人数，远多于营养不良、饥饿等原因导致的疾病人数。

据统计，现在10个死亡病例中，有7个直接与饮食不健康而引发的慢性病

（又称"现代病"）有关。很多研究表明，你吃下的一碗碗肉，做饭时放入的大量的糖和盐，它们会令身体内堆积过多有毒的废物、脂肪，当摄取天然的植物营养素又不够，患慢性病的概率自然会大大增加，从而引起肥胖症、糖尿病甚至癌症。这些疾病吞噬生命的同时，也严重影响着我们的生活质量。

📖 知识准备

一、合理营养的基本要求

（一）各种营养素充足且热能适当

一日膳食中食物构成要多样化，各种营养素应品种齐全，包括供能食物，即蛋白质、脂肪及碳水化合物；非供能食物，即维生素、矿物质及纤维素。粗细混食，荤素混食，合理搭配，从而能供给用膳食者必需的热能和各种营养素。

各种营养素数量充足，必须满足人体生长发育需要，不能过多，也不能过少。这些食物的营养素之间能相互配合，相互制约。如维生素C能促进铁的吸收；脂肪能促进脂溶性维生素A、D、E、K的吸收；微量元素铜能促进铁在体内的运输和储存；碳水化合物和脂肪能保护蛋白质，减少其消耗；而磷酸、草酸和植酸能影响钙、铁吸收。所以只有吃膳食结构合理的混合膳食，才能满足人体对食物营养的需求。

另外，营养素之间比例应适当。如蛋白质、脂肪、碳水化合物供热比例为1:2.5:4；优质蛋白质应占蛋白质总量的1/2～2/3，动物性蛋白质占1/3。

（二）食物卫生、无毒害且易于消化吸收

食物经科学的加工与烹调后应尽量减少营养素的损失，并提高消化吸收率。

油炸、烧烤、焙烤等高温加工方法能让食物产生特殊的香气和口感，如炸鸡腿和炸薯条的香酥感，油炸土豆片和脆饼干的松脆感，烤羊肉串和熏肉的独特香味等。然而，这些高温烹调方式实际上给饮食带来了极大的安全隐患，除了会造成维生素的损失外，碳水化合物、脂肪和蛋白质在高温下都会产生有毒有害物质，如环芳烃类致癌物、丙烯酰胺类物质、杂环胺等。所以，选择100～120℃之间的蒸、煮、炖、烧，控制油温不要过高，高压锅蒸煮等烹调方法不会产生这些有害物质。可以说，低温烹调食物较安全。

适当摄入肉类对老年人的健康十分重要。研究发现，用文火炖煮较长时间可使饱和脂肪酸减少30%～50%，胆固醇含量明显下降；选择适当的蔬菜与肥肉搭配可以降低肉食中的胆固醇，比如海带煮肉、黄豆扒肘子、辣椒炒肉。黄豆中的植物固醇及磷脂可降胆固醇，辣椒中的辣椒素和海带中的多种成分可以减肥。这种科学搭配不但味道鲜美，还使肥肉或五花肉肥而不腻；加大蒜烹调可使肉食肥而不腻，还可使胆固醇下降10%～15%；炒、炖肉食时加生姜烹调，不但可去除肉食腥味，还可大大降低胆固醇。

（三）合理的膳食制度和良好的进食环境

一日三餐定时定量，且热能分配比例适宜，养成良好的饮食习惯。我国多数地区居民习惯于一天吃三餐，三餐食物量的分配及间隔时间应与作息时间和劳动状况相匹配。一般早餐要吃好、午餐要吃饱、晚餐要吃少。特殊情况可调整，三餐供热比例为早餐占30%左右，中餐占40%左右，晚餐占25%左右，午后点心占5%～10%。

通常上午的工作学习都比较紧张，营养不足会影响学习工作效率，不吃早餐，首先就会导致没有精神、头晕等症状，而且大脑和肌肉还是处在非健康状态，这样的状态完全不能满足整个上午的工作、学习强度，如果长期不吃早餐就会对身体带来很大的伤害。

二、平衡膳食的基本理论

合理营养要求实现人体的生理需求与膳食摄入的营养素及热能值建立平衡关系，而这种平衡关系是通过平衡膳食来具体实现的。平衡膳食是指选择多种食物，经过适当搭配做出的膳食，这种膳食能满足人们对能量及各种营养素的需求，因而叫平衡膳食。

为预防疾病，必须保证适当饮食，尽可能多地摄入富含天然营养物质的植物，给身体最佳保护。人的身体本身对预防疾病、自我保护有着自行的免疫机制。因此，只要能够在日常饮食和生活中，遵循营养科学膳食，我们人类的平均寿命就可以增加15～25年。

三、《中国居民膳食指南》（2022）内容解读

自1989年首次发布《中国居民膳食指南》以来，我国已先后于1997年、2007年、2016年进行了三次修订并发布，在不同时期对指导居民通过平衡膳食改变营养健康状况、预防慢性病、增强健康素质发

挥了重要作用。

　　自2020年6月启动的2016年版《中国居民膳食指南》修订工作，于2022年4月26日由中国营养学会发布《中国居民膳食指南（2022）》，这是自1989年以来我国发布的第五版膳食指南，由近百位专家结合近年来我国居民膳食结构和营养健康状况变化，参考了最新营养原理，并结合当前疫情常态化防控等有关要求，修订完成的健康教育和公共政策的基础性文件，是国家实施《健康中国行动》（2019—2030年）和《国民营养计划》（2017—2030年）的一个重要技术支撑。

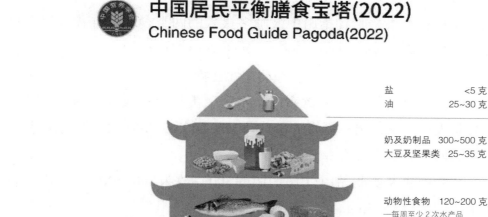
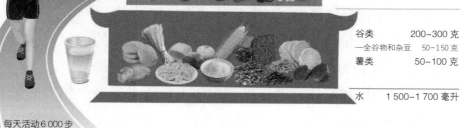

中国居民平衡膳食宝塔(2022)
Chinese Food Guide Pagoda(2022)

盐　　　　　　　　<5 克
油　　　　　　　　25~30 克

奶及奶制品　300~500 克
大豆及坚果类　25~35 克

动物性食物　120~200 克
—每周至少 2 次水产品
—每天一个鸡蛋

蔬菜类　　　300~500 克
水果类　　　200~350 克

谷类　　　　200~300 克
—全谷物和杂豆　50~150 克
薯类　　　　50~100 克

水　　　1 500~1 700 毫升

每天活动6 000步

　　（一）中国居民平衡膳食宝塔（2022）解读（与2016旧版对比）

　　中国居民平衡膳食宝塔是根据中国居民膳食指南，结合中国居民的膳食结构特点设计的。它把平衡膳食的原则转化为各类食物的重量，并以直观的宝塔形式表现出来，便于人们理解和在日常生活中应用。平衡膳食宝塔共分五层，包含我们每天应吃的主要食物种类。宝塔各层位置和面积不同，这在一定程度上反映出各类食物在膳食中的地位和应占的比重。

第一层：谷类和薯类

2016版本中谷薯类合计250~400 g，现在将谷薯类拆分，即：每天谷类200~300 g（其中包含全谷物和杂豆50~150 g），另外建议每天薯类50~100 g。

从食物总量来看并没有变化，只是强调了"粗粮＋薯类＋杂豆"的思维，能更好地提升主食多样化的意识。常见的薯类，包括了土豆、山药、芋头、莲藕等，可以代替部分主食。

第二层：蔬菜类和水果类

蔬菜和水果是膳食指南中鼓励多摄入的两类食物。推荐成年人每天蔬菜摄入量至少达到300~500 g，水果200~350 g。

第三层：鱼、禽、肉、蛋等动物性食物

2022新版《指南》将禽畜肉、水产、蛋类合并成"动物性食品"，推荐每天鱼、禽、肉、蛋摄入量共计120~200 g，少吃加工类肉制品。

第四层：奶类、大豆和坚果

新版中奶及奶制品由2016旧版的300克改为300~500 g，而大豆和坚果依旧保持25~35 g。

第五层：盐和油

油盐作为烹饪调料必不可少，但建议尽量少用。特别减少食盐摄入量，食盐每日摄入量不超过5 g（2016旧版为6 g）。另外推荐成年人平均每天烹调油不超过25~30 g，主要为满足人体对于脂肪酸的需求。

在平衡膳食宝塔图中，还有额外两点特别强调：

（1）强调足量饮水的重要性。低身体活动水平的成年人每天至少饮水1 500~1 700 ml（7~8杯）。

（2）强调增加身体活动。推荐成年人每天进行至少相当于快步走6 000步以上的身体活动，每周最好进行150分钟骑车、跑步等中等强度的运动。

（二）中国居民膳食指南（2022）平衡膳食八大准则（与2016旧版对比）

相比2016年版本的平衡膳食六大准则，具体内容为：① 食物多样，谷类为主；② 吃动平衡，健康体重；③ 多吃蔬果、奶类、大豆；④ 适量吃鱼、禽、蛋、瘦肉；⑤ 少盐少油，控糖限酒；⑥ 杜绝浪费，兴新食尚。最新发布的中国居民平衡膳食指南（2022）中提炼出了平衡膳食八大准则，具体的变化及内容解读如下：

1. 食物多样，合理搭配

将旧版中的"谷类为主"，改为"合理搭配"。更加强调膳食模式的整体性作用，突出合理搭配的重要性，即食物种类和重量都需合理化。通过荤素搭配、粗细搭配、颜色和口味搭配等方式，使蛋白质、脂肪和碳水化合物提供的能量比例适宜，并摄入足够的维生素、矿物质等，满足营养需求，以达到促进健康的目的。

具体来说，需要做到平均每天摄入12种以上食物，每周25种以上。每天的膳食应坚持以谷类为主，还应包括谷薯类、全谷物和杂豆类、蔬果、禽畜鱼蛋奶等食物。

2. 吃动平衡，健康体重

这是新旧两版《指南》中保持一致的准则。强调食不过量，控制总能量的摄入，保持适量运动，减少久坐时间，实现能量平衡，保持健康体重。

3. 多吃蔬果、奶类、全谷、大豆

对比发现，新版更强调"多吃全谷"，即在2016版"多吃蔬果、奶类、大豆"的基础上加入"全谷"，强调了全谷物摄入的必要性。

与精制米面相比，全谷物可提供更多的B族维生素、矿物质、膳食纤维等营养成分，对降低肥胖、Ⅱ型糖尿病、心血管疾病、肿瘤等膳食相关疾病的发生风险具有重要作用。所以日常应该将麦片、藜麦、糙米、荞麦、燕麦、大麦等加入到膳食中。

奶类、大豆和坚果等营养素密度高。牛奶含有丰富的优质蛋白质和钙元素，又易于人体消化吸收，既能促进青少年生长发育，又能帮助中老年人预防骨质疏松，除了牛奶，还有酸奶、奶酪、舒化奶、奶粉可以选择。

疫情期间，卫健委发布的新冠肺炎防治营养膳食指导中，也提到要保证各类人群奶类的摄入，以改善营养状况、增强抵抗力。

4. 适量吃鱼、禽、蛋、瘦肉

这个内容与2016版《指南》看似一致，但侧重点有不同。随着生活水平的不断提高，中国居民的膳食结构中，蛋白质的"量"已经得到了较大改善，而蛋白质的"质"，还需要从畜类蛋白向增加摄入鱼虾蛋白、优质深海蛋白的结构不断调整优化。

强调每周至少2次水产品，每天一个蛋。中国人吃畜肉较多，特别是猪肉，而水产品相对畜肉来说，脂肪含量较低，且脂肪酸比例也更优质，更有利于心血管系统的保护。优先推荐富含DHA的三文鱼、鳕鱼、鲈鱼、带鱼、青花鱼，富含锌和铁的蛏子、蛤蜊、牡蛎、河蚌。

鸡蛋号称"全营养食品"，其营养价值也近乎完美，含有维生素、叶酸、胆碱、卵磷脂，以及钙、铁、硒等矿物质，所以每天一个是必要的。一些人群担心其胆固醇含量，研究表明，每天吃一个鸡蛋的营养效益远高于其胆固醇的影响。

5. 少盐少油，控糖限酒

这条准则文字与旧版一样，只是微调低为5g的每日的摄盐量，高盐饮食增加了高血压、心血管疾病、骨质疏松、肥胖等疾病风险。所以控盐一直是关键。

在两个版本《指南》中都强调酒和添加糖不是膳食组成的基本食物，烹饪使用和单独食用时也都应尽量避免，尤其强调对于添加糖的控制。

【小贴士】

日常控盐小技巧：

（1）在菜肴中适当加入葱、姜、蒜、胡椒等香辛调料，帮助掩盖低盐后的清淡口感；

（2）快出锅前放盐，能更好地保留咸味；

（3）平时可以使用限盐勺子；

（4）尽量选择标有"低盐""少盐"或"无盐"的食品。

6. 规律进餐，足量饮水

2022新版《指南》新增两个要点，即提倡规律进餐和足量饮水。

近20年来的数据显示，我国居民每日三餐规律的人群比例有所下降，零食消费率呈大幅增加趋势。经常饮食不规律，不仅会增加暴饮暴食风险，进而增加肥胖、超重风险；还会影响肠胃功能，损伤胃肠黏膜，诱发肠胃炎、胃溃疡等消化系统疾病；甚至影响到机体代谢以及胰岛素抵抗水平，增加Ⅱ型糖尿病的发生几率……因此，建议大家最好固定三餐时间，定时定量。

水是膳食的重要组成部分，调查显示，我国约2/3的居民饮水不足。当身体缺水时，将会导致身体诸多危害，如：血液流量下降，易产生疲劳感；皮肤提早出现皱纹、干燥、老化等；增加血液黏稠度，影响血液循环，增加血栓风险；摄入水分不足时，排尿次数减少，增加了结石风险……因此，新版《指南》提倡足量饮水、主动喝水、少量多次，低身体活动水平下的成年男性每天应喝水 1 700ml，成年女性每天应喝水 1 500ml。同时推荐喝白开水或茶水，少喝或者不喝含糖饮料。

7. 会烹会选，会看标签

这是在 2022 新版《指南》中全新的准则内容。烹调建议以白灼、清蒸、水煮、凉拌等清淡方式为主，少煎炸熏烤。挑选食材最重要的是讲究新鲜卫生，并尽量选择营养密度高的食物，如鸡蛋、三文鱼、贝类、芥蓝等。

会看标签，主要指会看配料表和营养成分表，食材在配料里的位置越靠前说明含量越高；营养成分表主要选蛋白含量高些、脂肪和钠含量低些的食品。

8. 公筷分餐，杜绝浪费

针对疫情，膳食指南 2022 也提出了新的准则，将旧版中国的"兴新食尚"具体化强调为"公筷分餐"，避免食源性疾病的发生和传播。另外，选择新鲜食材和适宜烹调方法，生熟分开，熟食二次加热要热透等都是保证食品卫生，阻断疫情，有益于健康。

当然，提倡分餐也杜绝浪费，合理选择食品，按需备餐，多回家吃饭，享受食物和亲情，兴饮食文明新风。

（三）《中国居民膳食指南》（2022）首次提出"东方膳食模式"

国外有一些健康的膳食模式，能够显著降低疾病的发生率，提高生活质量，如地中海膳食模式、得舒饮食模式等，而 2022 版《指南》首次提出"东方膳食模式"。

专家们分析总结了我国不同地区膳食模式和居民健康状况，发现东南沿海一带（浙江、上海、江苏、福建、广东）居民，其高血压及心血管等疾病的发生和死亡率较低、预期寿命较高。因此提出以东南沿海一带膳食模式为代表的"东方健康膳食模式"。

其主要特点是清淡少盐、食物多样、蔬菜水果豆制品丰富、鱼虾水产多、奶类天天有，并且拥有较高的身体活动水平。这样的饮食模式更能避免营养素的缺乏，肥胖以及相关慢性病的发生，提高了预期寿命。

【小贴士】

地中海膳食模式

地中海膳食模式是以自然的营养物质为基础，包括橄榄油、蔬菜、水果、鱼、海鲜、豆类，加上适量的红酒和大蒜，再辅以独特调料的烹饪方式，是有利于健康的简单、清淡以及富含营养的饮食模式。

得舒饮食模式

得舒饮食模式富含水果、蔬菜、全谷类以及低脂食物，包含鱼、肉、家禽、坚果与豆类；并且限制高糖食物及饮料、红肉以及添加脂肪的摄取，是推广以控制高血压为目的的饮食模式。

做一做

请尝试对比新旧《中国居民膳食指南》的内容，找出它们的主要区别。

知识检测

一、填空题

1. "三高"是指＿＿＿＿＿、＿＿＿＿＿、＿＿＿＿＿，由于这三种病症都与现代人生活节奏快，压力过大，膳食不够科学和平衡有关，所以又称为＿＿＿＿＿病。

2. 中国居民平衡膳食宝塔共分＿＿＿＿＿层，每层的＿＿＿＿＿不同，反映出各类食物在膳食摄入量的比例不同。

二、判断题

（　　）1. 水果蔬菜的营养价值相当，可以完全替代。

（　　）2. 既然药补不如食补，则食补可以代替药补。

（　　）3. 按照平衡膳食宝塔的指导，豆类一般可替代奶类，但条件制约地区也可暂时替代肉类。

（　　）4. 合理的膳食制度要求最好是早餐吃少，中餐吃饱，晚餐吃好。

三、案例分析题

英国医学杂志《柳叶刀》发表研究报告称，哈佛、剑桥等学校的联合研究组在1990年至2010年间，对197个国家进行325次饮食调查，比较了这些地方人们饮食结构的变化。结果发现，美国、澳大利亚及比利时等发达国家的人虽然较多进食健康食物，但垃圾食物摄取量却数一数二。中国人和印度人的饮食质量下滑最严重，垃圾食物消耗量直追西方国家。请你利用膳食宝塔指导分析如何进食健康食物，避免垃圾食物。

案例分析参考：

根据所学的中国居民平衡膳食宝塔，可以将蔬果、五谷、鱼及高纤维食物等定义为健康食物，而不健康食物指红肉、含糖饮料、高胆固醇及高盐食物等。世界卫生组织认定的中国垃圾食品有10大类，油炸类食品、腌制类食品、加工类肉食品（肉干、肉松、香肠、火腿等）、饼干类食品（不包括低温烘烤和全麦饼干）、汽水可乐类饮料、方便面和膨化食品、罐头类食品（包括鱼肉类和水果类）、话梅蜜饯果脯类食品、冷冻甜品类食品（冰淇淋、冰棒、雪糕等）、烧烤类食品。如果想要身体健康和延年益寿，简单的做法就是不吃，至少要少吃这些垃圾食品。

任务 14　认识各类特殊人群的膳食营养特点

案例引入

餐饮服务中"个性化服务"

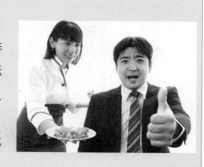

所谓个性化服务是指为顾客提供具有个人特点的差异性服务，在通常情况下，酒店的服务标准、服务程序和服务规范是一定的，而不同客人的需求却是各不相同的，餐厅中个性化的服务，也就是要根据不同客人的需求提供不同内容的优质服务。

如客人在餐厅宴请，除了提供美味佳肴和周到细致的服务外，还应借机给客人讲一讲菜式搭配的营养价值，或食文化、酒文化等，这样不但可以提高客人的饮食兴趣，还可以活跃宴会气氛，使客人在饮食中学到有用的知识。

再设想一下，如果顾客自身属于特殊人群如儿童、老人，或是慢性病患者如高血压、冠心病、糖尿病病人等，你能针对性地做好餐饮服务必将更深层次地满足消费者的个性需求，并赢得他们的忠诚而成为回头客。

【想一想】

1. 你家人或亲戚朋友中是否有属于特殊人群的情况，如高血压、糖尿病、胃病患者等？

2. 说一说你知道的这些特殊人群的膳食特点。

【案例分析】

"雪中送炭"的个性化服务是酒店服务里必不可少的一项，特别是对于慢性病人群的所谓"患难见知交"这种附加服务最能体现酒店对顾客的情感传递。在宾客最需要帮助的时间，服务准确周到，其效果可事半功倍，使客人永远难忘。

而且，在每个家庭中都有老人、孩子，甚至也有慢性病患者这类特殊人群，学习特殊人群的膳食营养结构及特点的知识内容，都有着重要的意义。

📖 知识准备

一、幼儿的膳食营养特点

幼儿这里特指学龄前儿童，他们活泼好动，处于生长发育、新陈代谢的旺盛阶段，但消化能力有限，抵抗力较弱，所以对于膳食营养素的需求有一些特殊要求。

（1）动物性蛋白质应为蛋白质总量的50%～60%，年龄越小，需要的蛋白质的量越大。

（2）注意膳食热量分配及适当的比例：早晚餐各占20%～25%、上午点心占10%～15%、午餐占40%～45%、下午点心占10%～15%。

（3）膳食中应尽量多选优质动物性脂肪，如黄油、蛋黄、鱼肝油。

（4）多样化饮食，保证充足的维生素和无机盐供给，应多选用肝肾、瘦肉、豆制品、蛋乳、鱼类和新鲜蔬果等，一般宜用蒸、炖、滑炒等烹饪方法，在保证营养的基础上，变换花色品种，提高幼儿食欲。

二、老人的膳食营养特点

随着年龄的增长，人体功能的衰老，消化能力的减弱，对于如何做好老年人的膳食安排和调整，提出不同的要求。

（1）保证充足、优质易消化蛋白质来源的食物，如鱼虾、禽肉、奶蛋及豆制品。

（2）多选用含不饱和脂肪酸较多的植物油，如花生油、豆油、芝麻油、菜籽油。

（3）老年人食量减少，但是对于维生素及矿物质的需求并不比成年人少，所以，少吃多餐、多样化饮食，多采用炖、煨、蒸、烩等烹饪方法，使食物细软熟烂，易于消化吸收，并且保证充足的无机盐、维生素供给。

（4）老年人应少吃过咸的食品，因为钠盐的过量摄入会提高老年人高血压及心血管疾病的发病率。

三、高血压和冠心病病人的膳食营养特点

高血压、冠心病都是与不良饮食习惯密切相关的现代多发病，在国内外的老年旅游者特别是肥胖人群中屡见不鲜，因此，在膳食安排上要特别注意此类宾客的膳食特点和要求。

（1）心血管慢性病人群的膳食原则简而言之可为"四低"，即：低脂肪、低胆固醇、低糖、低盐。具体而言，膳食中应特别少用动物性脂肪，少用油炸、油煎或者烧烤等方式；少用动物的肝、肾、脑、蛋黄、鱼子等高胆固醇食物，少吃甜食和含糖饮料，菜肴口味要清淡，高盐的调味品要控制使用。

（2）与"四低"相对应的还有"一高"，即膳食中应该多配新鲜蔬菜、瓜果。如芹菜、洋葱、大蒜及香蕉都被证明有较好的降血压功效。

四、糖尿病病人的膳食营养特点

糖尿病主要是由于人的胰岛功能受损，导致胰岛素分泌绝对或相对不足，从而引起的糖、蛋白质、脂肪的代谢紊乱，主要症状是"三多一少"，即多尿、多饮、多食和消瘦，持续高血糖与长期代谢紊乱等可导致全身组织器官，特别是眼、肾、心血管及神经系统的损害及其功能障碍和衰竭。

糖尿病的治疗包括糖尿病教育、饮食治疗、运动治疗、药物治疗等多方面结合，其中饮食治疗是各种类型糖尿病基础治疗的首要措施。饮食治疗的原则是：

（1）低热量饮食（低脂肪、低糖、高纤维膳食为主），控制总热量和体重。减少食物中脂肪，尤其是饱和脂肪酸含量，增加食物纤维含量，使食物中碳水化合物、脂肪和蛋白质所占比例合理。控制膳食总能量的摄入，合理均衡分配各种营养物质。维持合理体重，超重/肥胖患者减少体重的目标是在3~6个月内体重减轻5%~10%。消瘦患者应通过均衡的营养计划恢复并长期维持理想体重。

（2）少吃多餐。可适当多配一些柔嫩的、粗纤维多而糖分（包含淀粉）少的新鲜蔬菜及水果，以增加饱腹感，减少低热能可能导致的饥饿感，甚至低血糖的发生。

五、消化性溃疡病人的膳食营养特点

消化性溃疡主要指发生于胃和十二指肠的慢性溃疡，故又称胃、十二指肠溃疡，也是现代人的多发病、常见病。常因精神刺激、过度疲劳、饮食不慎、药物影响、气候变化等因素诱发或加重。于是常常有"三分治、七分养"之说，合理的膳食对该类患者具有重要意义。

（1）患者的膳食安排要定时定量，少食多餐，避免过饥过饱。

（2）多选易消化的食物。如含粗纤维较少、软烂的易消化食物。如主食中的粥、面糊、面条等。

（3）避免刺激性强的食物，如辣椒、浓茶、浓咖啡、烈酒等，最好也要戒烟。

【小贴士】

"忌口"

一般地说，中医的"忌口"主要是针对病人而言的。饮食忌口是在中医营养学中一个很重要的方面。现代医学亦很重视饮食，有些疾病有着非常严格的饮食禁忌。

案例分享

糖尿病患者餐桌上的"四少四多"

少吃多尝：面对宴席上的"四高"食品，要少吃多尝，以免超量。要像蜻蜓点水一样多样化地品尝一点，选择性地少吃一些。这样既饱了口福，也不至于超量。

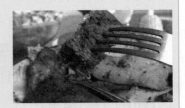

少荤多素：糖尿病患者要少吃荤腥和油炸食品。宴席上多吃素食，如蔬菜类、菌类、豆制品。尤其是魔芋，因其低热量、高纤维，具有饱腹、减肥、通便、洁肠功效。与肉同食可维持体内酸碱平衡，平稳餐后血糖。

少精多粗：应多食用富含膳食纤维素、血糖生成指数低的粗粮，如全麦粉、莜麦、荞麦、玉米、高粱米等。这些食物具有饱腹、血糖升高慢、通便、减肥、降脂的功效。

少酒多茶：最好是以茶代酒。如绿茶富含防止机体老化的茶多酚，可利尿、提神、健脑。青钱柳茶富含黄酮、氨基酸、微量元素，具有降糖、降脂功效，又不影响睡眠，是糖尿病患者的理想饮品。

做一做

请查找资料，为糖尿病病人设计早、中、晚一日食谱。

知识检测

一、判断题

（　　）1. 素食老少咸宜，有利于身体健康，预防疾病。

（　　）2. 高纤维膳食有利于排毒瘦身养颜，对于消化性溃疡患者也不例外。

（　　）3. 儿童、老人的消化系统功能较弱，不宜多食，所以二者的膳食营养特征非常相似。

（　　）4. 饮食治疗是各种类型糖尿病基础治疗的首要措施。

二、单选题

1. 下列关于糖尿病病人最重要的膳食特征是（　　）。

    A. 低盐 　　　　　B. 低脂肪 　　　　C. 低胆固醇 　　　D. 低热能

2. 下列无机盐过量摄入与高血压关系最密切的是（　　）。

    A. 钠 　　　　　　B. 钙 　　　　　　C. 氯 　　　　　　D. 钾

3. 下列关于胃病患者膳食特点说法错误的是（　　）。

    A. 少吃多餐 　　　B. 定时定量 　　　C. 粗纤维少 　　　D. 刺激开胃

三、案例分析题

年轻人是国家栋梁，其膳食结构的正确调整，直接关系到年轻人身体素质的提高。通过调查发现，现在许多年轻人由于对饮食营养认识较差或不良饮食习惯等造成一系列健康问题。当代年轻人的不良饮食习惯主要有不吃早餐、午餐简单凑合、晚餐过于丰盛、夜间进食等，请用所学知识分析这些不良饮食习惯的危害。

案例分析参考：

不吃早餐热能不够，人体需要的平衡膳食得不到满足，还会增加患结石、中风、心肌梗死的危险。午餐在三餐的饮食分配比例占40%，午餐提供的能量和营养是一天中最重要的，而晚餐过于丰盛实际上并不科学。大量的肉、蛋、奶等高蛋白食品，会使尿中的钙量增加，降低体内的钙贮存量，诱发儿童佝偻病、青少年近视和中老年骨质疏松症，甚至诱发癌症。因此，晚餐一定要注意掌握摄食量，切不可暴饮暴食，既伤胃又伤身。

如果吃过夜宵再睡眠，食物较长时间在胃内停留，会对胃黏膜造成长时间刺激，导致胃黏膜受损，甚至溃疡。若以油炸、烧烤等食物为主，再喝一些酒，更容易导致胃黏膜受损。

项目四
食品安全管理

　　食品安全管理是指政府及食品相关部门在食品市场中，动员和运用有效资源，采取计划、组织、领导和控制等方式，对食品、食品添加剂和食品原材料的采购，食品生产、流通、销售及食品消费等过程进行有效的协调及整合，以达到确保食品市场内活动健康有序地开展，保证实现公众生命财产安全和社会利益目标的活动过程。

　　食品安全管理的这一定义包含了以下四层含义。第一，食品安全管理的主体是政府食品安全管理相关部门，主要有国家食品药品监督管理总局、农业农村部、卫健委、国家市场监督管理总局、商务部、生态环境部等机关部门。国务院设立食品安全委员会。第二，食品安全管理的客体是与食品有关的各个环节，包括食品生产和加工、食品流通和餐饮服务、食品添加剂的生产经营，用于食品的包装材料、容器、洗涤剂、消毒剂和用于食品生产经营的工具、设备的生产经营、食品生产经营者使用的食品添加剂、食品相关产品，对食品、食品添加剂和食品相关产品的安全管理，从而保证实现公众生命财产安全和社会利益目标。其受益对象是全社会。第三，食品安全管理的内容集中概括为提高生活质量，保证社会公共利益。这就决定了食品安全管理是永久性存在的，而且随着社会发展会经常进行调整。第四，食品安全管理只能是通过对食品安全的一系列活动的调节控制，使食品市场表现出有序、有效、可控制的特点，以确保公众的人身财产安全及社会的稳定，促进社会经济发展。国家政府部门非常重视食品安全的管理，希望食品加工企业自身严加管控，确保消费者利益及健康。

任务 15　认识食品污染的种类

案例引入

"打酱油"也要"步步惊心"？

　　"柴米油盐酱醋茶"，在中国，自古以来酱油都是"开门七件事"中不可或缺的一件，其重要性可见一斑。一个西方美食家说："炒任何菜，只要放一点酱油，就变成了中国菜。"可见，在中国人的美食观念里，一道好菜需要"色、香、味"俱全，而酱油的主要功效就是上色、提香和调味，所以酱油在亿万中国家庭中常见而重要。

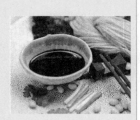

　　不过，就是这一样中国人日常饮食中最寻常的必需品，近年来也问题不断。继此前媒体曝光的完全由添加剂调配而成的"化学酱油""毛发酱油"后，近日，更有爆出大调味公司涉嫌使用工业盐水加工的"工业盐酱油"。有市民调侃，即便"打酱油"也要"步步惊心"了。

【想一想】

　　1. 你知道真正好的酱油是怎样制作出来的吗？

　　2. 查阅资料，弄清楚"化学酱油""毛发酱油""工业盐酱油"的组成及其危害。

【案例分析】

　　传统制取酱油需以大豆为原料，经过熬制、发酵、淋取等工艺，不但工艺程序多，而且成本高。除了酿造的酱油外，还有一种化学酱油，用盐酸分解大豆里的蛋白质，变成单个的氨基酸，再用碱中和，加些红糖作为着色剂，就制成了化学酱油。这样的酱油，味道同样鲜美。不过其氨基酸态氮指标往往达不到标准要求的 1/10，营养价值远不如酿造酱油。而"毛发酱油""工业盐酱油"完全属于劣质酱油，而且常有大量的细菌（甚至是致病菌）及化学毒素污染酱油，可能引起相应的肠道传染病或食物中毒。

知识准备

一、食品污染概述

　　食品是构成人类生命和健康的三大要素之一，食品一旦受到污染，就会危害人类的健康。食品污染是指人们吃的各种食品，如粮食、水果等在生产、运输、包装、贮存、销售、烹调过程中，混进了有害有毒物质或者病菌，这种现象称为食品污染。污染食品的物质称为食品污染物。污染物是构成食品不安全的主要因素，其中，微生物性污染物和化学性污染物又是最主要的凶手。食品遭受污染后，一般可造成食品的安全性、营养性和食品的感官性状发生改变，摄入人体后将会对人体健康带来不同程度的危害，甚至危及生命。

二、食品污染分类及特点

根据食品污染的主要污染物的性质不同，可以将食品污染分为三大类，分别为生物性污染、化学性污染及放射性污染。

（一）生物性污染

生物性污染是指有害的微生物如细菌、真菌、病毒，寄生虫、虫卵及有害昆虫等对食品的污染。

1. 微生物污染

微生物是自然界中各种微小生物的总称，是生物界的一部分。它躯体微小，结构简单，人的肉眼看不见，要借用显微镜才能观察清楚。根据微生物的形体、大小、特性的不同，一般将微生物分为细菌、真菌、病毒等六大类。大多数微生物对人及动植物是有益的，但也有一部分微生物是有害健康的，如使食物霉变、腐烂变质，并引发传染病。

细菌：细菌按形态大体可分为球菌、杆菌和螺旋菌等。常见的易污染食品的细菌有葡萄球菌、大肠杆菌、肉毒杆菌、芽孢杆菌、嗜盐杆菌、乳杆菌等以及霍乱弧菌、副溶血性弧菌等。这些细菌可以直接污染食品，也能通过工具、容器、洗涤水等途径污染食品，使食品腐败变质如鸡蛋变臭、蔬菜腐烂。

真菌：真菌的种类很多，有5万多种。最早为人类服务如制作腐乳、酱制品的霉菌，就是真菌的一种。真菌污染可以引起食品变质，另外真菌产生的毒素还会引起人类中毒。真菌及其产生的毒素对食品的污染多见于南方多雨地区，其中百余种菌株会产生毒素，毒性最强的是黄曲霉毒素。食品被这种毒素污染以后，会引起动物原发性肝癌。据调查，食物中黄曲霉素较高的地区，肝癌发病率比其他地区高几十倍。英国科学家认为，乳腺癌的发生与黄曲霉毒素可能也有关系。真菌主要污染花生、玉米及大米等粮食类食品。影响真菌生长繁殖及产毒的因素是很多的，与食品关系密切的有水分、温度、基质、通风等条件，为此，控制这些条件，可以减少真菌和毒素对食品造成的危害。

病毒：病毒是微生物中体积最小的一类，要在电子显微镜下才能观察到，与食品污染有关的病毒有肝炎病毒、轮状病毒、肠病毒等。

2. 寄生虫及虫卵污染

污染食品的寄生虫主要有蛔虫、绦虫、旋毛虫等，这些寄生虫一般都是通过病人、病畜的粪便污染水源、土壤，然后再使畜禽、鱼类、水果、蔬菜受到污染，人吃了以后会引起寄生虫病。

3. 昆虫污染

粮食和各种食品的贮存条件不良，容易孳生各种仓储害虫。例如粮食中的甲虫类、蛾类和螨类；鱼、肉、酱或咸菜中的蝇蛆等。枣、栗、饼干、点心等含糖较多的食品特别容易受到侵害。昆虫污染主要使食品的色香味及营养遭到破坏，但尚未发现受昆虫污染的食品对人体健康造成显著危害的事例。

（二）化学性污染

化学性污染是由有害有毒的化学物质污染食品引起的。各种农药是造成食品化学性污染的一大来源，还有含铅、镉、铬、汞、硝基化合物等有害物质的工业"三废"（即废水、废气及废渣）；非正常使用的食品添加剂、食品包装材料等。

1. 农药残留污染

在农田、果园中大量使用化学农药，是造成粮食、蔬菜、果品化学性污染的主要原因。这些农药污染物还可以随着雨水进入水体，然后进入鱼虾体内。然后通过食物链进入人体，从而对人体健康产生不利影响。

造成污染的主要化学农药是有机氯杀虫剂及部分汞、砷制剂和一些除草剂。农药除了可造成人体的急性中毒外，绝大多数会对人体产生慢性危害。农药污染食品的主要途径有以下五种：为防治农作物病虫害使用农药喷洒作物而直接污染食用作物，植物根部吸收，空中随雨水降落，食物链富集，运输贮存中混放。

2. 工业"三废"污染

随着现代工业技术的发展，工业有害物质及其他化学物质对食品的污染也越来越引起人们的重视。工业生产排出的废水、废气、废渣中，有害物质及其他化学物质主要指含汞、镉、铅、砷、氟等金属毒物和多环芳烃化合物、多氯联苯、二噁英等有害化学物质。特别是工业化的发展带来的环境污染问题，新技术、新材料、新原料的使用，致使食品受污染的因素日趋多样化，老的污染物尚没有得到很好控制，又出现了新的污染物，一些过去的非主要污染物如二噁英等，却在今天导致了轰动全球的食品污染事件。

工业有害物质污染食品的途径主要有环境污染，食品容器、包装材料和生产设备、工具的污染，食品运输过程的污染等。

【小贴士】

二噁英

二噁英是二噁英类有机化合物的简称。通过垃圾焚烧等工业污染存在于大气、土壤和水中，然后通过食物链的富集作用进入人体，为毒性强、化学性质稳定的一类致癌物质。

3. 食品添加剂污染

食品添加剂是为改善食品品质的色、香、味以及防腐和加工工艺的需要而加入食品的化学合成物质或天然物质，如防腐剂、杀菌剂、漂白剂、抗氧化剂、甜味剂、调味剂、着色剂。食用各种食品添加剂一般是无害的。但是由于这类物质多为化学合成物，其中不少添加剂具有一定的毒性，特别是人类若是长期大量摄入亦可能产生一定毒害作用。例如，过量服用防腐剂水杨酸，会使人呕吐、腹泻、中枢神经麻痹，甚至导致死亡。为了保证人体健康，必须正确合理使用食品添加剂。

（三）放射性污染

通常指食品生产加工过程吸附、吸收外来的放射性核素所引起的食品质量安全问题。

1. 天然放射性污染

天然放射性物质在自然界中分布很广，它存在于矿石、土壤、天然水、大气及动植物的所有组织中，特别是鱼类贝类等水产品对某些放射性核素有很强的富集作用，使用食品中放射核素的含量可能显著地超过周围环境中存在的该核素的放射性。放射性物质的污染主要是通过水及土壤污染农作物、水产品、饲料等，经过生物圈进入食品，并且可通过食物链转移。

2. 人为放射性污染

食品的人为放射性污染，主要来自放射性物质的开采、冶炼、生产、应用及意外事故造成的污染。人为放射性核素对食品的污染有三种途径：核试验的降沉物的污染，核电站和核工业废物的排放污染，意外事故泄漏造成的局部性污染。

案例分享

海鲜怎么吃才安全？

《南方周末》在微博上公布，珠江口生蚝含铜超过国家标准740倍！大量的海洋公报和研究报告显示，海产品正饱受重金属、赤潮和有机物之害，但相关的研究和检测却长期被忽视。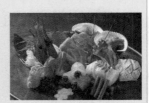

一般情况下，重金属等污染物，容易富集在海洋生物的肾、肝、性腺、鳃中，而肌肉中重金属含量最低。从食品安全的角度来看，日常食用贝类海鲜时，最好去除贝类内脏团，食用肌肉部分会更安全。

虾蟹贝等水产营养价值很高，同时也有可能存在寄生虫和容易被污染等食品安全问题，还有过量食用后蛋白质和嘌呤过多的问题。建议每日不超过100 g（按去壳后算），平均每周不超过2次。

河鲜海鲜本身带菌，未经热加工存在较高的食品安全风险，所以尽量不要进食生的河鲜海鲜。

做一做

请查阅资料，找出一种合理的方法来储存大米，防止大米霉变。

知识检测

一、判断题

（　）1."化学酱油""毛发酱油""工业盐酱油"都属于化学性污染。

（　）2. 劣质的食品不仅会有化学性污染，还可能会有生物性污染。

（　）3."二噁英"属于工业三废带来的化学性污染。

二、单选题

1. 下列不属于海鲜中发生的食品污染的是（　）。

　A. 嘌呤过多易导致痛风　　　　　　B. 重金属

　C. 寄生虫　　　　　　　　　　　　D. 化学毒物

2. 核电站如果发生核泄漏污染属于下列（　）食品污染类型。

　A. 化学性污染　　　　　　　　　　B. 人为放射性污染

    C. 天然放射性污染　　　　　　D. 生物性污染

3. 下列不属于食品添加剂的是（　　）。

    A. 抗坏血酸　　　　　　　　　B. 三聚氰胺

    C. 糖精　　　　　　　　　　　D. 胡萝卜素

三、案例分析题

    据央视报道，湖南省衡东县大浦镇有300多名儿童被发现血铅超标，一名儿童血液中铅含量最高达到322 μg／L。当地村民反映，村口生产电锌的化工厂可能是"元凶"。这家工厂厂区灰色烟尘弥漫，粉尘、废水的污染没得到有效处理。衡东县大浦镇某领导为了推卸责任，甚至表示："小孩在学校读书，用铅笔的时候在嘴里咬，也可以造成铅超标。"请你用所学食品知识对该领导的错误言论进行分析驳斥。

案例分析参考：

    化学性污染是由有害有毒的化学物质污染食品引起的，有含铅、镉、铬、汞、硝基化合物等有害物质的工业"三废"（即废水、废气及废渣）是其重要来源。铅是已知毒性大、累积性极强的重金属之一，我国儿童血铅的健康标准值为100 μg／L，高于这个标准就是铅中毒。而生产电锌的化工厂在其生产过程中会产生大量的铅，一旦缺少必要的处理，势必会进入周遭的土壤、水源及作物，甚至直接或间接污染人体。铅笔虽然名字中有"铅"字，但它的主要成分是石墨。明明是环境污染治理不利导致儿童体内血铅超标，却把责任推给铅笔，当地官员的这番表态无疑暴露他们的无知以及对生命的无视。

任务 16　认识食品污染危害及防治

案例引入

小小福寿螺"凉拌螺肉"惹上大麻烦！

    北京市有23名消费者在一家名为"蜀国演义"的酒楼食用"凉拌螺肉"后，引发广州管圆线虫病（属于脑膜炎的一种），这些患者普遍都出现了头痛、发热，皮肤感觉异常等症状，部分患者还伴有肌肉麻木。

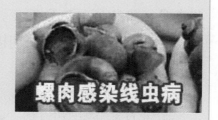

    卫生部门认定该酒楼销售的"凉拌螺肉"为福寿螺，并检测出螺肉中有广州管圆线虫幼虫，它们常常寄生在淡水螺、鱼、

虾、蟹以及青蛙、蛇等动物体内，其中福寿螺的带虫率非常高，有些福寿螺体内寄生的广州管圆线虫幼虫多达3 000～6 000条。而"凉拌螺肉"这道菜制作只是把福寿螺放在开水里煮三四分钟，然后捞起做成凉拌菜，那么这个时间能否杀死其中的寄生虫呢？在北京市疾病预防控制中心通过实验证明：只有将福寿螺的中心温度加热到90℃，并持续5分钟以上，才可以杀死寄生在福寿螺当中的广州管圆线虫幼虫。

【想一想】

1. 福寿螺就是田螺吗？你在生活中是怎样吃螺的？
2. 你得过哪些寄生虫病？这些寄生虫是怎样感染你的身体的？

【案例分析】

广州管圆线虫病的罪魁祸首主要是"福寿螺"。由于螺肉大多被广州管圆线幼虫污染了，再加上生吃或半生吃，造成这种病症是必然的。熟的"福寿螺"不会引发该病症，该病不会造成人类传染。由此看出，如果大家学习和了解了有关食品污染的危害及其预防知识，特别是服务行业的人员把好食品污染预防关，"病从口入"悲剧就会大大降低。

📖 知识准备

一、食品污染对人体健康的危害

食品污染对人体健康的危害有多方面的表现，除了导致人畜共患的传染病和寄生虫病外，一次大量摄入受污染的食品，可引起急性中毒，即食物中毒，如细菌性食物中毒、农药食物中毒和真菌毒素中毒等；长期（一般指半年到一年以上）少量摄入含污染物的食品，可引起慢性中毒。造成慢性中毒的原因较难追查，而影响又更广泛，所以应格外重视；某些食品污染物还具有致突变，甚至是致癌作用，如可使妊娠障碍、不孕、胎儿畸形或夭折，长期摄入微量黄曲霉毒素污染的粮食甚至会诱发肝癌等。

（一）各种食源性疾病（包含传染病）

由食品污染而引起的疾病是当今世界上最广泛的卫生问题之一，据报告，食源性疾患的发病率居各类疾病总发病率的第二位。

1. 肠道传染病

据世界卫生组织（WHO）和世界粮农组织（FAO）报告，仅1980年一年，亚洲、非洲和拉丁美洲5岁以下的儿童，急性腹泻病例约有10亿，其中有500万名儿童死亡。痢疾杆菌、霍乱弧菌、肝炎病菌、脊髓灰质炎病毒等是一些常见的肠道传染病病原体，食品被这些菌类病毒污染后，容易引起痢疾、霍乱、肝炎、小儿麻痹等传染病。食用被化脓性链球菌、白喉杆菌污染的食品，可引起猩红热、白喉等呼吸道疾病。

痢疾：为急性肠道传染病之一。痢疾一年四季均可发生，但以夏、秋季发病率高。痢疾病人和带菌者是传染源，痢疾临床表现为腹痛、腹泻、里急后重、排脓血便，伴全身中毒等症状。婴儿对感染反应不强，起病较缓，大便最初多呈消化不良样稀便，病程易迁延。3岁以上患儿起病急，以发热、腹泻、腹痛为主要症状，可发生惊厥、呕吐。传播途径以粪、口感染为主，卫生习惯不良的小儿易患本病。为了预防痢疾，应做到以下几点：搞好环境卫生，加强厕所及粪便管理，消灭苍蝇滋生地，发动群众消灭苍蝇。加强饮食卫生及水源管理，尤其对个体及饮食摊贩做好卫生监督检查工作。对集体单位及托幼机构的炊事员、保育员应定期检查大便，做细菌培养。加强卫生教育，人人做到饭前便后洗手，不饮生水，不吃变质和腐烂食物，不吃被苍蝇叮过的食物。不要暴饮暴食，以免胃肠道抵抗力降低。

甲型病毒性肝炎：简称甲型肝炎、甲肝，是由甲型肝炎病毒（HAV）引起的，以肝炎症病变为主的传染病，主要通过粪/口途径传播，粪/口传播的方式是多样的，一般情况下，日常生活接触传播是散发性疾病的主要传播方式，因此在集体单位如托幼机构，学校和部队中甲型肝炎发病率高。水和食物的传播，特别是水生贝类如毛蚶等是甲型肝炎暴发流行的主要传播方式。

甲肝临床上以疲乏、食欲减退、肝大、肝功能异常为主要表现，部分病例出现黄疸，主要表现为急性肝炎，无症状感染者常见。任何年龄均可患本病，但主要为儿童和青少年。成人甲肝的临床症状一般较儿童为重。冬春季节常是甲肝发病的高峰期。

2. 人畜（禽）共患传染病

人畜（禽）共患传染病是指人类与人类饲养的畜禽之间自然传播和感染疾病，如高致病性禽流感、疯牛病（牛海绵状脑病）、狂犬病、炭疽等。更可怕的是，新出现的各种感染性疾病，越来越呈现出

"人畜共患"或"人禽共患"的关系。特别是对于人畜（禽）共患疾病，从某种意义上说，人类对于来自动物尤其是家畜病患的威胁，抵御更为不易，历史上，如鼠疫、狂犬病、疯牛病、炭疽、口蹄疫等许多人畜共患疾病，已经给人类造成了灾难性危害。因此，我们有必要初步了解主要人畜（禽）共患疾病的预防知识，才能有效控制和消灭它。

高致病性禽流感病毒：禽流感病毒可分为高致病性、低致病性和非致病性三大类。其中高致病性禽流感是由H5N1和H7N7病毒引起的疾病。高致病性禽流感因其在禽类中传播快、危害大、病死率高，被世界动物卫生组织（OIE）列为必须报告的动物传染病，我国将其列为一类动物疫病。

高致病性禽流感病毒可以直接感染人类，并造成死亡。1997年，在我国的香港地区，高致病性禽流感病毒H5N1型导致了18人感染，6人死亡，首次证实高致病性禽流感可以危及人的生命。与普通流感病毒相似，四季均可流行，但在冬季和春季发病率较高，因此禽流感病毒在低温条件下抵抗力较强，各种品种和不同日龄的禽类均可感染高致病性禽流感，发病急、传播快，其致死率可达100%。人类感染禽流感病毒的途径主要是接触感染。买活鸡回家时，如果是健康活鸡基本是安全的，但如果是病鸡就有危险。所以，注意饮食卫生，不喝生水，不吃未熟的肉类及蛋类等食品；勤洗手，养成良好的个人卫生习惯。

疯牛病：又称牛脑海绵状病（BSE），香港译作"疯牛症"。它是一种对牛致命的神经退化疾病，首次在英国报纸上报道。这种病波及世界很多国家，如法国、爱尔兰、加拿大、丹麦、葡萄牙、瑞士、阿曼和德国。据考察发现，这些国家有的是因为进口英国牛引起的。

食用病牛的牛肉、牛脊髓的人，有可能染上致命的克罗伊茨费尔德—雅各布氏症（简称克—雅氏症），其典型临床症状为出现痴呆或神经错乱，视觉模糊，平衡障碍，肌肉收缩等。病人最终因精神错乱而死亡。医学界对克—雅氏症的发病机理还没有定论，也未找到有效的治疗方法。

3. 寄生虫病

寄生虫病是指寄生虫侵入人体而引起的疾病。由于食品污染而引发的寄生虫病主要有：肝吸虫病、猪肉绦虫病、旋毛虫病、弓形虫病、日本血吸虫病、线虫病等。人体寄生虫发病的因素很多，饮食不洁、体质偏弱是主要因素，所以，饮食（特别是夏季）一定要注意食品卫生，并尽量把食物煮熟透。

肝吸虫病：即华支睾吸虫病，是由华支睾吸虫寄生于人体肝内、胆管所引起的寄生虫病。人类常因食用未经煮熟含有华支睾吸虫囊蚴的淡水鱼或虾而被感染，所以关于民间"生吃螃蟹活吃虾"之说，其实这并不科学。若生吃海鲜，会使人容易患上华支睾吸虫病，也叫肝吸虫病，其症状表现如同肝炎，轻感染者可无症状，重感染者可出现消化不良、上腹隐痛、腹泻、精神不振、肝大等临床表现，严重者可发生胆管炎、胆结石以及肝硬化等并发症，所以淡水鱼虾一定要做熟了吃。

目前，肝吸虫病流行于我国珠江三角洲的广东、广西，此外，中国香港、台湾以及东北三省也较为严重。长江流域、黄淮流域及部分丘陵地带则呈轻、中度流行。在流行区，人们生食或半生食鱼虾是主要的感染方式。如吃生鱼片和生鱼粥，把鱼加工至半熟而食，或用同一块砧板处理生熟食物，或饮用生水，也有可能感染此病。

猪肉绦虫病：就是人畜共患的一种寄生虫病，人因食用含猪囊尾蚴（绦虫的幼虫）的猪肉（俗称"米猪肉"）而被感染。它是通过成虫寄生在人体小肠所引起的一种肠绦虫病，有腹痛、恶心、消化不良、腹泻、体重减轻，虫数多时偶可发生肠梗阻。

旋毛虫病：若生食或食用未煮熟含有活的旋毛虫幼虫而感染旋毛虫病主要有胃肠道症状、发热、眼睑水肿和肌肉疼痛等症状。

【小贴士】

食源性疾病

食源性疾病是指通过摄食而进入人体的有毒有害物质（包括生物性病原体）等致病因子所造成的疾病。一般可分为感染性和中毒性，包括常见的食物中毒、肠道传染病、人畜共患传染病、寄生虫病以及化学性有毒有害物质所引起的疾病。食源性疾患的发病率居各类疾病总发病率的前列，是当前世界上突出的卫生问题。

（二）食物中毒

食物中毒是指患者所进食物被细菌或细菌毒素污染，或食物存在某些天然毒素而引起的急性中毒性疾病。食物被沙门菌、葡萄球菌、蜡样芽孢杆菌等微生物污染后，在适宜的条件下，细菌会大量繁殖，有的还能产生毒素，人若食用此类食品，便会引起食物中毒感染或毒素中毒。

根据病因不同可有不同的临床表现。食物中毒和一般疾病不同，往往病情严重，发病人数多，不仅影响人们的身体健康，甚至威胁生命，造成死亡，同时在经济上也带来巨大损失。食物中毒经常发生在工厂、矿山、学校、机关等集体单位，造成的影响更大。常因同时出现大批病人，易误诊为传染病流行，给救治工作带来很大困难。其实，只要掌握食物中毒的规律和特点，不仅有助于食物中毒的诊治，而且完全可以采取针对性措施，在食物中毒发生之前消灭它。

一般来说食物中毒主要有以下几个特点：① 中毒病人在相近的时间内均食用过某种共同的中毒食品，未食用者不中毒。停止食用中毒食品后，发病很快停止。② 潜伏期较短，发病急剧，病程亦较短。③ 所有中毒病人的临床表现基本相似。④ 一般无人与人之间的直接传染。

急性食物中毒的症状大多比较严重，若抢救不及时往往会发生生命危险。因此，遇有食物中毒的发生，必须及早救治。一般情况下，食物中的有毒物质在口腔、食道、胃内吸收较少，而主要在小肠内吸收。因此，发现食物中毒后，只要还没有超过一天，就要进行催吐、洗胃、灌肠、导泻和对症治疗。同时，要根据病情进行人工呼吸、心脏按压、吸氧、使用解毒剂等。

长期（一年以上）摄入含量较小的污染物的食品引起的中毒状态称为慢性中毒，如慢性汞中毒于1953年首先在日本九州熊本县水俣镇发生，当时由于病因不明，故称为"水俣病"。一般摄入汞残留食物数月后，尿中的汞含量超标，在人体累积至一定程度而发病。受害的主要器官为大脑皮质，主要症状有隧道视野、运动失调震颤、语言障碍等。可见，由污染食品引起的慢性食物中毒不易被发现，原因较难追查，但其影响却往往比急性食物中毒还大，所以更应该重视。

（三）致畸性、致突变及致癌

致癌物会导致细胞不受控制地生长，可分为确认致癌物、可疑致癌物和潜在致癌物。目前已经确定为动物致癌的化学物质达数千种，其中确认对人类有致癌作用的化学物质有几十种。致突变和致癌作用是紧密相连的，实际上所有致癌物质都能产生致突变作用。

动物试验表明，黄曲霉毒素对鱼、鸟及哺乳动物有很强的致癌作用。凡是粮食被黄曲霉菌污染严重的地区，其肝癌的发病率也较高。除此之外，黄曲霉毒素还可能诱发胃癌、胃肉瘤、直肠癌、肺癌等，其致癌性远远高于其他致癌物质。

某些食品添加剂有致癌的危险，如发色剂亚硝胺经过动物试验表明，亚硝基化合物对鼠、兔、猴、狗等动物都能引起严重的肝损害。亚硝胺除了能诱发肝癌外，还能引起食管、胃、小肠、肺、膀胱等系统的肿瘤，也能使末梢神经发生恶性肿瘤。

二、食品污染的预防

（一）食物腐败的预防

当外界环境适应微生物活动（如温度、含水量较高、空气充足）时，食物容易腐败。夏季一直到秋末天气变凉，食物都特别容易发生腐败变质，再加上有苍蝇蚊虫的叮咬，食物变质的概率更增大，此时，如果吃了被病菌或者毒素污染过的食物，就极可能导致食用者出现食物中毒。

1. 高温杀菌及低温抑菌

一般的细菌只能存活于正常的室温，在过高或过低的温度下，细菌不易繁殖，因此将食物充分地煮熟，是保障饮食卫生的最好方式。

2. 生熟分开

将熟食物与生食物分开处理和贮存（以免相互污染）。熟食方面所使用到的器皿、刀具、抹布、砧板也是细菌容易滋生的地方，所以需保持相关处理用具的清洁干净，但是一般市民却常忽略生食与熟食的食品器具分开使用的观念。应该使用两套不同的刀具、砧板分别处理生食和熟食，以避免交互污染。

3. 采用一些食品保鲜方法，抑制微生物在食品中的生长、繁殖

传统保存食物方法如干燥法（风干、晒干、晾干）、盐渍、糖渍、烟熏、酒泡。现代食物保鲜法则有罐藏、脱水、冷冻、真空包装、添加防腐剂、酶保鲜（溶菌酶能有效对鱼、虾保鲜，对人体无害）。

（二）农药残留污染的预防

尽管大多数蔬果是符合国家标准的，其所含农药量也不足以对健康造成损伤，但这些物质最终还是要通过肝、肾代谢，摄入越多，肝、肾负担就越重，因此我们要尽量减少农药的摄入。

1. 先浸泡后搓洗

浸泡时最好保持蔬果的完整（将蔬菜切成小块浸泡会导致农药渗入），先用自来水将蔬菜浸泡 10 ~ 60 分钟后再稍加搓洗，然后用流水冲洗，可除去 15% ~ 60% 的农药残留。不过，也可以用淡盐水或头一两次的淘米水浸泡，前者能让农药快速溶解，后者可中和农药毒性，但不要浸泡太长时间。

2. 高温加热

高温加热如用开水烫或油炒也可以使农药分解。实验证明，一些耐热的蔬菜，如菜花、豆角、芹菜等，洗干净后再用开水烫几分钟，可以使农药残留下降 30%，再经高温烹炒，就可以清除 90% 的农药。

3. 去皮

蔬菜去皮虽然会造成一定的营养损失，但可以减少农药残留。尤其是黄瓜、茄子等农药用得多的蔬菜和大部分水果，最好去皮吃。吃苹果的时候，最好少吃果核周围的部分，因为果核处农药容易蓄积。

4. 使用果蔬洗涤剂、果蔬解毒机

近年来流行的农药降解剂、果蔬解毒机等，专家们认为，它们并不能对所有农药都起到作用，其作用也不够稳定。果蔬解毒机称能用臭氧水消除蔬果表面的农药，但它更多的是起到杀菌作用，对有些农药的化学结构很难破坏。

（三）常见食物中毒的预防

1. 微生物引起的食物中毒

禁止食用病死禽畜。肉类、乳类应注意冷藏。肉类和蔬菜应分开存放，食用前应煮熟、煮透。

2. 亚硝酸盐引起的食物中毒

尽量少吃或不吃隔夜的剩饭菜、没有腌透的菜等。多食用抑制亚硝酸胺形成的食物，如大蒜、茶叶和富含维生素 C 的食物。

3. 食物天然毒素引发的食物中毒

食物的天然毒素如未煮熟的四季豆、鲜黄花菜中毒、生豆浆、发芽或变绿的马铃薯引起的中毒、野生有毒蘑菇及河豚等引起的食物中毒。豆浆刚出现沸腾泡沫时，不能将其有毒物质完全破坏，应再继续煮沸 5 ~ 10 分钟；不随意采集野生蘑菇食用，避免食用色泽鲜艳、形态可疑的蘑菇；用马铃薯做菜时，应削皮、煮透。

（四）预防癌症，从"吃"抓起

1. 不吃发霉的粮食及其制品

花生、大豆、米、面粉、植物油等发霉后，可产生黄曲霉素，是一种强烈的致癌（特别是致肝癌和胃癌）物质。

2. 控制烹调油温，少吃熏制或腌制的食物

如熏肉、咸肉、咸鱼、腌酸菜、腌咸菜等，这些食物中含有一种可能导致胃癌和食管癌的化学物质。

世界卫生组织的专家认为，中国人爱吃熏制、腌制、烤制、油炸和过热的食品，这是导致中国胃病、食管癌发病率高的主要原因。这类食品主要包括熏鱼、烤肉、腊肉、咸菜和火锅等。

炒菜或油炸食品时，因油锅太热产生许多油烟对人体有害，所以炒菜油温不能太高，不能让油锅冒油烟，尽量少用煎、炒、油炸、熏烤的烹调方法。提倡多用蒸、煮、凉拌、水余等烹调方法。

3. 保护生态环境，治理环境污染

调查发现，中国是世界上农药使用量大的国家。如果不仔细清洗新鲜的果蔬就直接食用，很容易导致果蔬上的农药进入体内，从而诱发肠癌、肝癌和脑部肿瘤等癌症。

人们长期使用有毒的塑料袋（尤其是用有毒的塑料袋盛装食品），容易患肝癌、肠癌、乳腺癌、卵巢癌等癌症。鉴别塑料袋有无毒性的方法之一：用火将塑料袋点燃，易燃烧的为无毒塑料袋，不易燃烧的为有毒塑料袋。

所以，保护生态环境，治理环境污染，不吃被农药、有毒塑料包装、重金属及其他化学毒物污染的食物，饮用新鲜、清洁的水，不喝过烫的水，不吃过热、过硬、烧焦或太咸食物等，才能防微杜渐，杜绝因环境污染导致的食品污染，从而预防癌症发生。

4. 不吸烟、不酗酒

当前，吸烟已成为世界性的社会公害，严重地威胁着人类的健康。香烟中的焦油等物质是导致肺癌和胰腺癌的致癌因素。最近研究证明，吸烟和妇女宫颈癌也有关系。而烈酒容易刺激口腔、食管壁和胃壁的上皮细胞并引发癌变；同时吸烟与喝酒则会大大增加致癌的机会。

案例分享

食品添加剂并非威胁食品安全的"罪魁祸首"

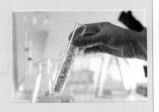

　　近年来，食品安全问题一直处于风口浪尖，而瘦肉精、染色馒头、塑化剂等事件的频频曝光，更是让各类食品添加剂成了众矢之的。像明矾油条、漂白粉馒头、大头婴儿毒奶粉、地沟食用油、甲醛鸡爪等，这些化学物质从未被批准添加到食品中，不属于食品添加剂，却成为食品的主角。而使用食品添加剂的初衷，是让食品更安全，改善品质，延长保质期。

　　现在很多消费者一听到添加剂就"望而止步"。其实，每种添加剂都有其作用，可以说，没有食品添加剂就没有现代食品工业。食品添加剂可以在一定程度上延长食物"寿命"，假如酱油中完全不添加防腐剂，夏天酱油中的细菌在1.5小时内即可增长16倍。食品添加剂行业目前的问题在于门槛太低，监管不力，导致了过量添加等问题。

做一做

　　参观学校食堂操作间，结合本任务学到的内容，查找有无需要整改的地方。

知识检测

一、判断题

　　（　　）1. 食物添加剂如瘦肉精、防腐剂、色素等，只要按标准添加都是不会造成食品污染的。

　　（　　）2. 食物污染导致癌症就是属于慢性中毒。

　　（　　）3. 高温加热熟透、生熟分开等食品卫生措施是预防食品污染危害的有效措施。

二、单选题

　　1. 下列造成的危害不属于食物中毒的是（　　）。

　　　　A. 未煮熟的豆浆　　　　　　　　B. 霉变甘蔗

　　　　C. 焯水凉拌的福寿螺　　　　　　D. 发芽土豆

　　2. 下列不属于食物中毒特点的是（　　）。

　　　　A. 潜伏时间短　　　　　　　　　B. 群体性

　　　　C. 传染性　　　　　　　　　　　D. 多表现为上吐下泻等急性症状

　　3. 下列属于人畜共患的传染病的是（　　）。

　　　　A. 痢疾　　　　　　　　　　　　B. 肝吸虫病

C. 乙型肝炎　　　　　　　　　　D. 疯牛病

三、案例分析题

北京从 2015 年 6 月起全面禁止在室内吸烟。随后，国务院将在全国推广这一禁令，并且限制户外吸烟和美化吸烟的广告。中国的烟民人数占全世界烟民人数的三分之一，而 13～15 岁的男孩中有 11.2% 的人吸烟。请你用所学知识分析吸烟对环境及人体健康的危害。

案例分析参考：

当前，吸烟已成为世界性的社会公害，严重威胁人类的健康。香烟中的焦油等物质是导致肺癌和胰腺癌的致癌因素。最近研究证明，吸烟和妇女宫颈癌也有关系。有研究报告显示：吸烟是目前公认的肺癌病因中最重要因素，约 90% 的肺癌由吸烟引起，吸烟者患肺癌概率约为不吸烟者的 10 倍以上，开始吸烟的年龄越早，吸烟量越多，患肺癌的危险性就越大，经常处于吸烟环境中的不吸烟者，因被动吸烟而致肺癌发病率也增高。

任务 17　认识食品安全法与食品安全管理制度

案例引入

加强校园周边食品安全管理义不容辞

每到开学季，沉寂了整个假期的学校热闹了，周边的小卖部、便利店也随之兴旺起来。记者走访市区和镇街多个学校发现，周边小店均有出售一些廉价、劣质的 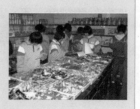 "三无食品"，如在例行检查中发现某自选店无标签且已包装月饼 3 个，每个售价为 0.7 元；无标签的已包装麻花 3 个，每个售价为 0.5 元。这些简易包装的食品属于"三无"食品。店主已涉嫌违反《食品安全法》相关规定。由于当事人无法说明已销售此类月饼和麻花的数量与价值，且事前已经对其行政告诫多次，工商部门根据《食品安全法》规定，违法生产经营的食品货值金额不足 1 万元的，处 2 000 元以上 5 万元以下罚款，决定对该自选店处罚款 8 000 元，并没收"三无"月饼和麻花。对总额才 3.6 元的"三无"食品开出高达 2 200 多倍的罚单，这成为我国不断加强食品安全管理及食品安全监管力度的例证。

【想一想】

1. 列举你吃过或见过的校园周边廉价的、可能被污染的"三无食品"。

2. 你认为可以采取哪些措施管理食品安全，保证消费者特别是青少年的健康？

【小贴士】

三无食品

无厂名、无厂址、无生产日期的食品，多数是用有毒、有害、变质或劣质原料制作的食品，"三无"食品是最不安全食品。

【案例分析】

正如校园周边的治安需要特殊关照一样，校园周边的食品同样不应任其成为监管盲区。学校周边廉价的不安全食品的泛滥，显然不应被忽视，否则的话，廉价的不安全食品，恐怕最终毁掉的是一代人的健康！

国务院总理李克强就明确指出：严守法规和标准，用最严格的监管、最严厉的处罚、最严肃的问责，坚决治理餐桌上的污染，切实保障"舌尖上的安全"。

目前，中国已经建立起一套完整的食品安全法律法规体系，为保障食品安全，提升质量水平、规范进出口食品贸易秩序提供了依据和保障。除了现行的食品安全的基本大法《食品安全法》之外，还有《农产品质量安全法》《产品质量法》等；食品安全行政法规《食品安全法实施条例》《乳品质量安全监督管理条例》《生猪屠宰管理条例》等；部门规章《餐饮服务食品安全监督管理办法》《食品安全预警和应急处置制度》等；再加上国务院规范性文件《国务院办公厅关于加强地沟油整治和餐厨废弃物管理的意见》等。

📖 知识准备

一、《中华人民共和国食品安全法》的颁布、修订及意义

在我国，党和政府历来高度重视食品安全工作，采取各种措施，不断改善我国的食品安全总体水平，下决心让老百姓吃得放心、吃得安心。1995年颁布了《中华人民共和国食品卫生法》。《中华人民共和国食品安全法》（简称《食品安全法》）由中华人民共和国第十一届全国人民代表大会常务委员会第七次会议于2009年2月28日通过，并于2009年6月1日起施行，同时废止《中华人民共和国食品卫生法》。

2013年，国务院机构改革后，食品安全监管机制有了重大调整，

从多部门各管一段，到生产、流通、餐饮环节的监管权责整合。修订《食品安全法》变得非常紧迫。2013年6月起实施4年的我国首部《食品安全法》开始修订。从染色花椒、毒生姜到镉大米、毒皮蛋，层出不穷的恶性食品安全事件，不断地摧毁着政府的食品安全监管公信力。如何"重典治乱"是《食品安全法》修订讨论的焦点。

2013年1月23日，国务院食品安全委员会第五次全体会议，建立最严格的食品药品安全监管制度，完善食品药品质量标准和安全准入制度。

2014年5月14日，国务院常务会议原则通过《食品安全法（修订草案）》。

2014年12月25日，《食品安全法（修订草案）》二审稿提请全国人大常委会审议。增加了关于食品贮存和运输、食用农产品市场流通、转基因食品标识等内容。规定生产经营转基因食品应当按照规定进行标识。

2015年4月24日，《中华人民共和国食品安全法》由中华人民共和国第十二届全国人民代表大会常务委员会第十四次会议修订通过，修订后的《中华人民共和国食品安全法》公布，新版食品安全法共十章，154条，自2015年10月1日起正式施行。

现行的《中华人民共和国食品安全法》于2021年4月29日第二次修正。

相较修订前，新的《食品安全法》在食品安全管理方面要求更严，从生产源头到消费者手中各个环节权责要求更为明确。食品安全向着系统化、全流程化的方向改善。食品安全是关乎人人的重大基本民生问题，依法重典治乱绝不手软，确保人民群众"舌尖上的安全"。《食品安全法》的修订和颁布实施，是保证食品安全的重要举措，也是贯彻落实科学发展观和执政为民的具体体现。

二、食品安全管理制度

（一）食品进货索证索票制度

（1）严格审验供货商（包括销售商或者直接供货的生产者）的许可证和食品合格的证明文件。

（2）对购入的食品，索取并仔细查验供货商的营业执照、生产许可证或者流通许可证、标注通过有关质量认证食品的相关质量认证证书、进口食品的有效商检证明、国家规定应当经过检验检疫食品的检验检疫合格证明。上述相关证明文件应当在有效期内首次购入该种食品时索验。

（3）购入食品时，索取供货商出具的正式销售发票；或者按照国家相关规定索取有供货商盖章或者签名的销售凭证，并留具真实地址和联系方式；销售凭证应当记明食品名称、规格、数量、单价、金额、销货日期等内容。

（4）索取和查验的营业执照（身份证明）、生产许可证、流通许可证、质量认证证书、商检证明、检验检疫合格证明、质量检验合格报告和销售发票（凭证）应当按供货商名称或者食品种类整理建档备查，相关档案应当妥善保管，保管期限自该种食品购入之日起不少于2年。

（二）食品进货查验记录制度

（1）每次购入食品时，如实记录食品的名称、规格、数量、生产批号、保质期、供货者名称及联系方式、进货日期等内容。

（2）采取账簿登记、单据粘贴建档等多种方式建立进货台账。食品进货台账应当妥善保存，保存期限自该种食品购入之日起不少于2年。

（3）食品安全管理人员定期查阅进货台账和检查食品的保存与质量状况，对即将到保质期的食品，应当在进货台账中作出醒目标注，并将食品集中陈列或者向消费者作出醒目提示；对超过保质期或者腐败、变质、质量不合格等食品，应当立即停止销售，撤下柜台销毁或者报告工商行政管理机关依法处理，食品的处理情况应当在进货台账中如实记录。

（三）库房食品安全管理制度

（1）食品与非食品应分库存放，不得与洗化用品、日杂用品等混放。

（2）食品仓库实行专用并设有防鼠、防蝇、防潮、防霉、通风的设施及措施，并运转正常。

（3）食品应分类、分架、隔墙隔地存放。各类食品有明显标志，有异味或易吸潮的食品应密封保存或分库存放，易腐食品要及时冷藏、冷冻保存。

（4）贮存散装食品的，应在散装食品的容器、外包装上标明食品的名称、生产日期、保质期、生产经营者名称及联系方式等内容。

（5）建立仓库进出库专人验收登记制度，做到勤进勤出，先进先出，定期清仓检查，防止食品过期、变质、霉变、生虫，及时清理不符合食品安全要求的食品。

（6）食品仓库应经常开窗通风，定期清扫，保持干燥和整洁。

（7）工作人员应穿戴整洁的工作衣帽，保持个人卫生。

（四）食品销售卫生及食品展示卫生制度

（1）食品销售工作人员必须穿戴整洁的工作衣帽，洗手消毒后上岗，销售过程中禁止挠头、咳嗽，打喷嚏时用纸巾捂口。

（2）销售直接入口的食品必须有完整的包装或用防尘容器盛放，使用无毒、清洁的售货工具。

（3）食品销售应有专柜，要有防尘、防蝇、防污染设施。

（4）销售的预包装及散装食品应标明厂名、厂址、品名、生产日期和保存期限（或保质期）等。

（5）展示食品的货架必须在展示食品前进行清洁消毒。

（6）展示食品必须生、熟分离，避免食品交叉感染。

（7）展示直接入口食品必须使用无毒、清洁的容器，保持食品新鲜卫生，不得超出保质期。

（8）展示柜的玻璃、销售用具、架子、灯罩、价格牌不得直接接触食品，展示的食品不得直接散放在货架上。

（9）展示食品的工作人员必须持有效健康证明上岗，穿戴整洁的工作衣帽。

（五）从业人员健康检查制度及食品安全知识培训制度

（1）食品经营人员必须每年进行健康检查，取得健康证明后方可参加工作，不得超期使用健康证明。

（2）食品安全管理人员负责组织本单位从业人员的健康检查工作，建立从业人员卫生档案。

（3）患有痢疾、伤寒、病毒性肝炎等消化道传染病的人员，以及患有活动性肺结核、化脓性或者渗出性皮肤病等有碍食品安全疾病的人员，不得从事接触直接入口食品的工作。

（4）认真制订培训计划，定期组织管理人员、从业人员参加食品安全知识、职业道德和法律、法规的培训以及操作技能培训。

（5）新参加工作的人员包括实习工、实习生必须经过培训、考试合格后方可上岗。

（6）建立从业人员食品安全知识培训档案，将培训时间、培训内容、考核结果记录归档，以备查验。

（六）食品用具清洗消毒及卫生检查制度

（1）食品用具、容器、包装材料应当安全、无害，保持清洁，防止食品污染，并符合保证食品安全所需的温度等特殊要求。

（2）食品用具要定期清洗、消毒。

（3）食品用具要有专人保管、不混用不乱用。

（4）食品冷藏、冷冻工具应定期保洁、洗刷、消毒，由专人负责、专人管理。

（5）食品用具清洗、消毒应定期检查、不定期抽查，对不符合食品安全标准要求的用具及时更换。

（6）制订定期或不定期卫生检查计划，将全面检查与抽查、问查相结合，主要检查各项制度的贯彻落实情况。

（7）卫生管理人员负责各项卫生管理制度的落实，每天在营业后检查一次卫生，检查各岗是否有违反制度的情况，发现问题，及时指导改进，并做好卫生检查记录备查。每周1～2次全面现场检查，对发现的问题及时反馈，并提出限期改进意见，做好检查记录。

【小贴士】

5S管理制度

整理、整顿、清扫、清洁、素养这五个词的罗马拼音的第一个字母都是"S"，故简称为"5S"，又被称为"五常法则"或"五常法"。5S活动不仅能改善生产环境，还能提高生产效率、产品品质、员工士气，是餐饮酒店企业常用现场管理制度和方法。

案例分享

食品安全管理出新招

近年来，由于食品安全（食物中毒、疯牛病、口蹄疫、禽流感等畜禽疾病以及严重农产品残药、进口食品材料激增等）危机频繁发生，严重影响了人们的身体健康，引起了全世界的广泛关注，如何对食品有效跟踪和追溯，已成为一个极为迫切的全球性课题。

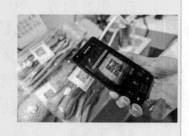

用智能手机扫描一袋大米上的二维码，手机界面上很快出现了这种大米的信息，不但包括重量、生产商、等级、主要营养成分、生产基地等信息，还附有基地图片、铁路运输专线、厂区、车间生产设备等多张图片。这样的大米，是不是

让人吃着感觉很放心？

人们可通过互联网、智能终端和短信平台3种手段对手中食品进行回溯。食品溯源平台可以让消费者在选购食品时，了解其来龙去脉，这比出了问题再索赔更具安全意义，也可有效防止食品安全事件发生。

食品追溯制度是为了实现对食品从农田到餐桌整个过程的有效控制、保证食品质量安全而实施的对食品质量的全程监控制度。监管机关如发现食品存在问题，可以通过电脑记录很快查到食品的来源。一旦发生重大食品安全事故，主管部门可立即调查并确定可能受事故影响的范围、对健康造成危害的程度，通知公众并紧急收回已流通的食品，同时将有关资料送交主管部门，以便在全国范围内统筹安排工作，控制事态，最大限度地保护消费者权益。

做一做

根据以上的食品安全制度，以小组为单位，编排表演一个小品，演绎相关制度内容并且巩固强化。

知识检测

一、判断题

（　　）1. 名人明星在虚假广告中向消费者推荐食品，使消费者的合法权益受到损害的，应当与食品生产经营者承担连带责任。

（　　）2. 食品安全监督管理部门根据情况可以对食品实施免检。

（　　）3. 食品安全监督管理部门对食品进行抽样检验应当购买抽取的样品，不得收取任何费用。

二、单选题

1. 制定《中华人民共和国食品安全法》的意义及根本目的在于（　　）。

    A. 严惩违法行为   B. 保障食品生产和安全

    C. 保障公众身体健康和生命安全   D. 保证食品销售

2. 餐饮服务环节的监管由（　　）负责。

    A. 工商行政部门   B. 卫生行政部门

    C. 质量监督部门   D. 食品药品监督管理部门

3. 食品生产企业应当建立食品原料、食品添加剂和食品相关产品的进货记录制度，进货记录保存期限不得少于（　　）。

    A. 1年   B. 2年

    C. 3年   D. 4年

三、案例分析题

　　某餐饮服务公司向一艘游船供应含成品、半成品、冷菜、热菜在内的婚宴菜肴时，造成用餐的130人中23人出现腹痛、腹泻、呕吐、发热等症状的食物中毒事故。经调查，事故是由于改刀冷菜、水果等加工储存不当、加工用具生熟不分、菜肴存放时间过长造成。该公司受到了没收违法所得21 840元、罚款218 400元的处罚，并被吊销《餐饮服务许可证》。请你结合这起食物中毒及处罚案例以及新《食品安全法》的学习分析加强食品安全管理中的问题及措施。

案例分析参考：

　　《中华人民共和国食品安全法》2021年再一次修订，在法律上为食品安全监管工作提供了严谨的体制和制度保障，着力建立严格的食品安全监管制度，改变了原法律责任偏轻、重典治乱威慑作用得不到充分发挥的问题，积极推进食品安全社会共治格局。这是食品安全案件中少见的重罚，然而能否发挥告诫作用，不容乐观。仅靠罚是解决不了问题的，只要利益足够大，就会有人去冒险。食品安全需要的是长效机制，简言之，就是"有法可依，有法必依，执法必严，违法必究"。

参考文献

[1] 王尔茂. 食品安全与营养[M]. 北京：高等教育出版社，2018.

[2] 张怀玉. 烹饪营养与卫生[M]. 3版. 北京：高等教育出版社，2022.

[3] 国家旅游局人事劳动教育司. 营养与食品卫生[M]. 4版. 北京：旅游教育出版社，2007.

[4] 薛建平. 食品营养与健康（修订版）[M]. 合肥：中国科学技术大学出版社，2004.

[5] Partrick Holford. 营养圣经[M]. 徐玲，译. 北京：中国友谊出版公司，2002.

[6] 余桂恩. 西餐原料与营养[M]. 北京：中国旅游出版社，2013.

郑重声明

防伪查询说明

用户购书后刮开封底防伪涂层，利用手机微信等软件扫描二维码，会跳转至防伪查询网页，获得所购图书详细信息。也可将防伪二维码下的 20 位密码按从左到右、从上到下的顺序发送短信至 106695881280，免费查询所购图书真伪。

反盗版短信举报

编辑短信"JB，图书名称，出版社，购买地点"发送至 10669588128

防伪客服电话

（010）58582300

学习卡账号使用说明

一、注册 / 登录

访问 http://abook.hep.com.cn/sve，点击"注册"，在注册页面输入用户名、密码及常用的邮箱进行注册。已注册的用户直接输入用户名和密码登录即可进入"我的课程"页面。

二、课程绑定

点击"我的课程"页面右上方"绑定课程"，正确输入教材封底防伪标签上的 20 位密码，点击"确定"完成课程绑定。

三、访问课程

在"正在学习"列表中选择已绑定的课程，点击"进入课程"即可浏览或下载与本书配套的课程资源。刚绑定的课程请在"申请学习"列表中选择相应课程并点击"进入课程"。

如有账号问题，请发邮件至：4a_admin_zz@pub.hep.cn。